Inhalt

Vegan FOOD

Vegan Kochbuch

250 vegane Rezepte für eine abwechslungsreiche vegane Ernährung. Einfach und gesund für die ganze Familie. Besonders für Anfänger geeignet.

Lucy Pick

Einleitung

Jeder, der sich für eine vegane Ernährung entscheidet, genießt nicht nur den Verzicht auf tierische Produkte, sondern auch die pflanzliche Vielfalt und der geballten Ladung an Geschmack und Gesundheit. Wir zeigen Ihnen, wie einfach und leicht vegane Köstlichkeiten gezaubert werden können. Wir machen keine Abstriche bei Genuss und Vielfalt.
Rundum perfekt und ausgewogen ernähren.

Die Basis bilden vor allem Obst, Gemüse, Getreide und Hülsenfrüchte. Ergänzt werden die Rezepte mit Tofu, Agavendicksaft und Sojamilch. Was besonders für den Einstieg in die vegane Welt vieles vereinfacht.

Am Anfang mag es eine Herausforderung darstellen, aber Sie werden schnell feststellen, dass mit ein paar Kniffen „vegan sein" weder schwer noch unkompliziert ist. Mittlerweile gibt es tolle Alternativen zu tierischen Produkten und lässt die Umstellung problemlos und leicht durchführen.

Man wird meist nicht von heute auf morgen Veganer. Deshalb ist es ratsam, sich mit der ganzen Materie vorab auseinander zu setzen. Es gibt zahlreiche Bücher, Blogs oder Videos, die den Start vereinfachen.

Hier ein paar Tipps, die den Einstieg vereinfachen:
- erst informieren, dann in kleinen Schritten starten
- Zeit lassen, wenn vegan noch ungewohnt ist, erstmal Vegetarier werden (erleichtert den Übergang)
- sein Warum kennen
- bewusst einkaufen, ein Blick in die Zutatenliste zeigt schnell ob versteckte „tierische" Produkte enthalten sind
- Kochen lernen, auch vegan kann ungesund sein, wenn man auf Fertigprodukte setzt
- einer Community anschließen, auf Facebook gibt es diverse Gruppen, die sich auf Gleichgesinnte freuen
- cool bleiben, nicht jeder versteht ihren Sinneswandel, lassen Sie ihren Freunden und Familie Zeit sich daran zu gewöhnen
- bitte nicht andere überreden, natürlich werden Sie nach dem Warum gefragt, es sollte dennoch nicht ihre Aufgabe sein ihre Mitmenschen zu bekehren
- achten Sie auf ihr B12 Level und ihre Nährstoffe, wie oben erwähnt: auch vegan kann ungesund sein

Wir wünschen Ihnen viel Freude beim Nachkochen.

Lucy Pick

Vegan FOOD

Frühstück

Kokospudding

Zutaten 2 Portionen:

200 ml Kokosmilch

1 geh. EL Maisstärke

1 EL Kokosblütenzucker

Zubereitung:

Die Maisstärke mit etwas Kokosmilch glattrühren. Die restliche Kokosmilch mit dem Zucker in einem Topf erhitzen und die Maisstärke mit dem Schneebesen einrühren und kurz aufkochen lassen. In kalt ausgespülte Schalen geben und abkühlen lassen.

Vanille- Crêpes

Zutaten 2 Portionen:

200 g Mehl
200 ml Mineralwasser
200 ml Sojamilch
1 Prise Salz
1 Pkg. Vanillezucker
2 EL Öl

Zubereitung:

Alle Zutaten zu einem glatten Teig verrühren und abgedeckt 2 Stunden ruhen lassen. Eine Pfanne mit wenig Öl bestreichen. Nach und nach hauchdünne Crêpes backen.

Orangen - Gewürzpfannkuchen

Zutaten für 4 Portionen:

250 g Vollkornmehl
200 g Mehl
500 ml Orangensaft
1 TL Natron
4 TL Backpulver
1/8 TL gemahlenes Muskat
½ TL gemahlenen Zimt
2 TL abgeriebene Orangeschale
1 Prise gemahlene Nelken
Öl
Ahornsirup

Zubereitung:

Mehl, Backpulver, Natron und die Gewürze mischen und die Orangenschale mit dem Orangensaft dazugeben und zu einem Teig verrühren. In einer Pfanne das Öl erhitzen. Aus dem Teig kleine Pfannkuchen ausbacken und mit Ahornsirup servieren.

Bananen-Pancakes

Zutaten für 2 Portionen:

1 Banane
200 g Vollkornmehl
250 ml Sojamilch
2 TL Backpulver
1 EL Nussöl
1 Pkg. Vanillezucker
2 Msp. Kardamompulver
1 Prise Salz
Öl

Zubereitung:

Alle Zutaten zu einem glatten Teig verrühren. Öl in einer Pfanne erhitzen und nacheinander kleine Pancakes ausbacken.

Waldbeeren - Smoothie

Zutaten für 2 Portionen:

400 ml Orangensaft
500 g tiefgekühlte gemischte Beeren
1 Banane
3 Orangen

Zubereitung:

Die Banane für etwa eine Stunde einfrieren. Die Bananenscheiben, die Waldbeeren, die Orangen und den Orangensaft pürieren. Dann den Smoothie auf 2 große Gläser verteilen.

Grießbrei

Zutaten 2 Portionen:

200 ml Sojamilch
2 EL Zucker
1 Prise Salz
50 g Weichweizengrieß
Zucker und Zimt

Zubereitung:

Die Sojamilch, den Zucker und das Salz in einem Topf zum Kochen bringen. Den Grieß dazugeben und alles unter Rühren aufkochen lassen. Bei niedriger Hitze etwa 10 Minuten weiterköcheln lassen, dabei öfter umrühren. Den Grießbrei in Schalen füllen und mit Zucker oder Zimt bestreuen. Schmeckt auch gut mit Kompott.

Süße Pfannkuchen

Zutaten 4 Portionen:

200 g Weizenmehl
200 g brauner Zucker
100 ml trüber Apfelsaft
100 ml Sojamilch
2 TL Backpulver
1 Prise Salz
Pflanzenfett

Zubereitung:

Alle Zutaten mischen und mit einem Mixer zu einem geschmeidigen Teig verarbeiten. In einer Pfanne das Pflanzenfett bei mittlerer Stufe erhitzen und aus dem Teig nach und nach von beiden Seiten Pfannkuchen daraus backen. Kann mit Puderzucker, Obst u.v.m. belegt werden.

Gemüse- Rührei

Zutaten für 2 Portionen:

400 g Tofu
1 rote Paprika
4 Champignons
1 große Zwiebel
Salz und Pfeffer
Currypulver
Kräuter
Öl

Zubereitung:

Öl in einer Pfanne erhitzen und den Tofu hineinbröseln. Tofu anbraten, bis er goldgelb ist. Die Paprika, die Champignons und die Zwiebel klein schneiden. Den Tofu mit Currypulver würzen. Das Gemüse dazugeben und mitbraten. Mit Salz und Pfeffer abschmecken und mit Kräutern garnieren.

Obstsalat

Zutaten für 2 Portionen:

1 reifer Apfel (süß sauer)
1 reife Papaya
1 reife Mango
1 Banane
2 Orangen
¼ Flugananas
2 Msp. Kardamom, gemahlen
2 Msp. Sternanis, gemahlen
2 EL Vanillezucker
1 TL Ingwer, gehackt

Zubereitung:

Das Obst wird geschält, entkernt und gewaschen und anschließend in mundgerechte Stücke geschnitten. Eine der Orangen filetieren. Die zweite Orange halbieren und auspressen. Das gesamte Obst in eine Salatschüssel füllen und mit dem Orangensaft marinieren. Mit Ingwer, Sternanis und Kardamom abschmecken und mit Vanillezucker süßen.

Antipasti

Pita - Brot mit Sesam

Zutaten für 4 Portionen:

500 g Mehl

350 ml lauwarmes Wasser

1 Pck. Trockenhefe

1 TL Salz

Sesam zum Bestreuen

Zubereitung:

Mehl, Wasser, Hefe und Salz vermischen, gut durchkneten und danach für ca. 45 Minuten gehen lassen. Ein Backblech mit Backpapier auslegen. Aus dem Teig 10 runde, flache, etwa 0,5 cm dicke Stücke formen und auf das Backblech legen. 5 Minuten gehen lassen, mit etwas Wasser bestreichen und mit dem Sesam bestreuen. Im vorgeheizten Backofen bei 225°C für 10 Minuten backen. Gleich servieren oder einfrieren.

Pizzabrot

Zutaten für 4 Portionen:

Für den Teig:
500 g Mehl, Typ 550
250 ml Wasser, 2 EL Olivenöl
4 g frische Hefe, 1/2 TL Zucker
1/2 EL Salz

Für den Belag:
5 EL Olivenöl, 5 TL italienische Kräuter
1 TL Meersalz

Zubereitung:

Alle Zutaten für den Teig mit der Hand gut verkneten. 1 Stunde bei Zimmertemperatur gehen lassen. Aus dem Teig Pizzabrote formen, etwas breit ziehen und 10 Minuten ruhen lassen. Auf einer bemehlten Unterlage ausrollen, nochmal 10 Minuten ruhen lassen und nochmal ausrollen und mit einer Gabel einstechen. Den Teig mit Olivenöl bestreichen, die Kräuter darüber streuen und leicht salzen. Backofen auf 220° C vorheizen. Pizzabrot für 10 Minuten backen.

Focaccia

Zutaten für 4 Portionen:
230 g Weizenmehl, 200 ml lauwarmes Wasser
0,5 Würfel Hefe, 1 Prise Zucker, 1 TL Salz
3 Zweige Rosmarin, Salzflocken, Olivenöl

Zubereitung:
Im lauwarmen Wasser den Zucker und die Hefe auflösen. Das Mehl mit dem Salz in einer Schüssel mischen und in der Mitte eine Mulde machen und das Hefewasser hineingeben. Zu einem glatten Teig kneten und abgedeckt an einem warmen Ort für 45 Minuten gehen lassen. Zwischendurch den Teig durchkneten. 4 Brote daraus formen. Auf ein mit Backpapier belegtes Backblech die Brote legen. Mit einem Tuch abdecken und nochmals 15 Minuten gehen lassen. Backofen auf 250 Grad vorheizen. Mit den Fingerkuppen die Focaccia mehrmals eindrücken. Die Rosmarinnadeln und die Salzflocken darüber streuen und mit etwas Olivenöl beträufeln. Auf dem Boden des Backofens 15 Minuten backen und dann auf der obersten Schiene des Backofens nochmal 5 Minuten backen.

Italienische Avocado

Zutaten für 2 Portionen:

2 Avocado
2 Tomaten gewürfelt
2 EL Zwiebel, klein gewürfelt
4 EL Balsamico
5 EL Olivenöl
2 TL getrockneten Oregano
etwa 10 Basilikumblätter
Salz und Pfeffer
Salatblätter

Zubereitung:

Die Avocados halbieren und entkernen, mit Salz und Pfeffer würzen und mit den Tomaten und den Zwiebeln füllen. Olivenöl und Balsamico mischen und darauf verteilen. Die Kräuter darüber streuen. Die Avocadohälften auf die Salatblätter legen und servieren.

Topinambur Petersilienwurzel Carpaccio

Zutaten für 2 Portionen:

1 Petersilienwurzel, sehr dünn geschnitten
3 Topinambur, sehr dünn geschnitten
Saft von einer Zitrone
Saft von 2 Orangen
etwas Olivenöl
Salz und Pfeffer
100g grob gehackte Haselnüsse
etwas Minze

Zubereitung:

Das Wurzelgemüse auf einem Teller anrichten. Eine Vinaigrette aus dem Öl und dem Saft mischen, mit Salz und Pfeffer abschmecken und auf dem Gemüse verteilen. Minzeblätter und die gehackten Haselnüsse darüberstreuen.

Baba Ganoush

Zutaten für 1 Portion:

1 große Aubergine
2 EL Sesampaste, (Tahin)
2 EL Zitronensaft
2 EL Olivenöl
1 Knoblauchzehen, gepresst
glatte Petersilie
1 EL entsteinte schwarze Oliven
Salz und Pfeffer
Kann zu Fladenbrot serviert werden.

Zubereitung:

Die Aubergine bei 220°C backen, bis sie weich ist. Danach abkühlen lassen. Die noch lauwarme Aubergine halbieren und das Fruchtfleisch aus der Schale lösen. Die Sesampaste mit dem Zitronensaft und dem Olivenöl mixen und mit dem Fruchtfleisch und dem Knoblauch mischen. Mit Salz und Pfeffer abschmecken.

Antipasti

Zutaten für 2 Portionen:

2 kleine Zucchini, längs in Streifen geschnitten
1 große rote Paprika, geviertelt
1 kleine Aubergine, quer in Streifen geschnitten
2 Scheiben Toastbrot, gewürfelt
10 entkernte grüne Oliven
1 Knoblauchzehe
1/2 Bund glatte Petersilie
Olivenöl, 3 EL Basilikum, fein gehackt
Zitronensaft
2 TL Balsamico weiß

Zubereitung:

Die Paprikaschoten bei 220° ca. 20 - 25 Minuten backen. Nach dem Abkühlen, häuten. Toastbrot mit Essig und 1 EL Zitronensaft beträufeln. Knoblauch mit 1EL Olivenöl, Petersilie und Oliven pürieren und die Paprikaviertel mit der Paste bestreichen und einrollen. Die Zucchini und die Aubergine in Olivenöl von beiden Seiten braun braten. Mit Salz, Pfeffer, Balsamico und Basilikum würzen. Kann mit Brot serviert werden.

Tomaten Relish mit Oliven

Zutaten für 1 Portion:

250 g Tomaten, in Würfel
50 g rote Zwiebeln, fein gewürfelt
50 g entkernte schwarze Oliven, längs halbiert
30 g Zuckerschoten, längs in feine Streifen geschnitten
50 ml weißer Balsamico
10 g brauner Zucker
Pfeffer und grobes Salz
Paprikapulver, edelsüß

Zubereitung:

In einer Pfanne das Olivenöl erhitzen und die Zwiebeln mit den Zuckerschoten anbraten. Die Tomaten dazugeben und mit dem Balsamico ablöschen. Mit dem Zucker, Pfeffer, Salz und etwas Paprikapulver abschmecken. Jetzt noch die Oliven dazu geben.

Melonenspieße, orientalisch

Zutaten für 2 Portionen:

¼ Wassermelone, gewürfelt
¼ Honigmelone, gewürfelt
1/2 TL gemahlener Kreuzkümmel
1/2 TL Chiliflocken
1/2 TL gehackte Fenchelsamen
1/2 TL braunen Zucker
1/2 TL Salz

Zubereitung:

Die Melone auf Spieße stecken. Die Gewürzen mischen und die Spieße damit bestreuen.

Gebratene Rote Bete mit Salat und Walnüssen

Zutaten für 2 Portionen:

250 g Rote Bete roh, in dünne Scheiben geschnitten
2 EL Rapsöl
2 EL Balsamico
100 g Feldsalat
1 TL Walnussöl
30 g Walnüsse, grob gehackt
Salz und Pfeffer

Zubereitung:

Das Rapsöl in einer Pfanne erhitzen und die Rote Bete anbraten und einmal wenden. Die Scheiben in einer Schüssel schichten und jede Lage mit Salz, Pfeffer und Balsamico würzen und im Kühlschrank mind. eine Stunde ziehen lassen. Die Rote-Bete-Scheiben in einem Sieb abtropfen und die Flüssigkeit dabei auffangen. Auf einen Teller die Rote Bete mit dem Feldsalat verteilen. Walnussöl mit der Flüssigkeit vermischen und würzen. Rote Bete und den Salat damit beträufeln und die Walnusskerne darüber streuen.

Avocado – Tatar

Zutaten für 1 Portion:

1 Avocado, klein gewürfelt
15 g frischer Ingwer, klein gewürfelt
1 kleine rote Zwiebel, klein gewürfelt
2 TL Olivenöl
3 EL Wasser
2 EL Zitronensaft
1 EL Koriander, gehackt
Salz, Pfeffer und Zucker

Zubereitung:

Olivenöl, Zitronensaft und Wasser mischen. Mit Salz, Pfeffer und Zucker abschmecken. Die Zwiebel, den Ingwer und die Avocadostücke mit der Marinade mischen. Mit dem Koriandergrün garnieren. Kann gerne mit Brot serviert werden.

Zucchini – Gemüse mit Tomate

Zutaten für 2 Portionen:

2 Tomaten
500 g Zucchini, gewürfelt
1 Knoblauchzehe, gepresst
3 EL Olivenöl
1 TL Tomatenmark
5 Basilikumblätter
getrockneter Oregano
Salz und Pfeffer

Zubereitung:

Die Tomaten kreuzweise einritzen und mit heißem Wasser übergießen. Anschließend häuten und würfeln. Die Zucchiniwürfel in Olivenöl leicht anbraten. Den Knoblauch zu den Zucchinis geben, kurz mitbraten und dann die Tomatenwürfel dazugeben. Mit Salz, Pfeffer, Oregano abschmecken, Tomatenmark zugeben und 5 Minuten das Gemüse dünsten. Vor dem Servieren mit Basilikumblätter bestreuen.

Karottensalat mit Erdnüssen und Himbeerdressing

Zutaten für 2 Portionen:

5 Karotten, fein gerieben

1 Dose Erdnüsse, gesalzen & geröstet

6 EL Himbeer-Essig

3 EL Rapsöl

Pfeffer

Zubereitung:

Karotten und die Erdnüsse mischen und mit Pfeffer abschmecken.

Das Essig und das Öl mischen und unter den Salat heben.

Wenn die Erdnüsse zu groß sein sollten, können sie in einem Mixer kleingehackt werden.

Bruschetta, italienisch

Zutaten für 2 Portionen:

1 Stange Baguette, in Scheiben geschnitten
8 Tomaten
2 Knoblauchzehen, klein gewürfelt
4 Frühlingszwiebeln, in dünne Scheiben
1 Topf frischen Basilikum, klein gehackt
1 Topf frischer Oregano, klein gehackt
3 TL Olivenöl

Zubereitung:

Die Tomaten einschneiden und mit kochendes Wasser übergießen, anschließend die Haut abziehen. Danach die Tomaten entkernen und in kleine Stückchen schneiden. Tomaten, Frühlingszwiebeln und Knoblauch mit den Kräutern in eine Schale geben und mit dem Olivenöl mischen. Mit Salz abschmecken. Das Baguette in der Pfanne mit Öl knusprig anbraten und mit dem Salat belegen.

Hauptspeisen

Hack - Nudel - Auflauf

Zutaten für 4 Portionen:

2 Karotten, klein gewürfelt
1 Zucchini, klein gewürfelt
1 große Zwiebel, klein gewürfelt
2 Knoblauchzehen, gepresst
1 Pck. passierte Tomaten
5 EL Tomatenmark
250 g Sojagranulat
3 EL Öl
4 EL Gyros-Gewürzmischung
1 Prise Zucker
1 Pck. Soja-Sahne
250 ml Sojamilch
500 g Nudeln
4 EL Hefeflocken
5 EL Margarine
1 EL mittelscharfen Senf
5 EL Mehl
Salz und Pfeffer
Thymian

Zubereitung:

Das Sojagranulat mit heißem Wasser übergießen und anschließend gut ausdrücken. Mit dem Öl und der Gyros-Gewürzmischung mischen und über Nacht im Kühlschrank durchziehen lassen. Nudeln kochen und abgießen. Öl in einer Pfanne erhitzen. Knoblauch und das Sojagranulat und mit der restlichen Marinade anbraten. Die passierten Tomaten und das Tomatenmark dazugeben und köcheln lassen. Eine Prise Zucker, Salz, Pfeffer und Thymian dazugeben und nach 5 Minuten die Sojasahne unterrühren und den Herd abschalten. Die Nudeln dazugeben und alles gut umrühren. Eine Auflaufform einfetten und das Nudelgemisch hineingeben. Für den Hefeschmelz kochen Sie nun Margarine, Senf, Salz, Pfeffer, Sojamilch und Hefeflocken auf und binden es mit dem Mehl, bis die Masse cremig ist. Diese dann über den Auflauf geben und bei 200°C backen, bis der Hefeschmelz schön braun ist.

Spaghetti Napoli

Zutaten für 2 Portionen:

500 g Spaghetti
1 Zwiebel, fein gehackt
2 Pkg. passierte Tomaten
2 EL Olivenöl
2 TL Gemüsebrühe
2 TL Basilikum, getrocknet
2 TL Oregano, getrocknet
1 TL Rosmarin, frisch
Paprikapulver
Salz und Pfeffer
Zucker

Zubereitung:

Die Spaghetti in Salzwasser al dente kochen. Das Öl in einem Topf erhitzen und die Zwiebel darin anbraten. Die passierten Tomaten und das Gemüsebrühepulver dazugeben und 10 Minuten bei geringer Hitze kochen lassen. Dann die Kräuter dazugeben und nochmal 5 Minuten kochen. Die Sauce mit Paprika, Pfeffer und Zucker abschmecken und zu den Spaghetti servieren.

Zwiebelkuchen mit Champignons

Zutaten für 4 Portionen:

150 g Weizenmehl
100 g Dinkelmehl
1 TL Zucker
1 Würfel Hefe
150 ml Wasser
1/2 TL Salz
4 EL Olivenöl
400 g Zwiebeln, in dünne Ringe geschnitten
250 g Champignons, in dünne Scheiben geschnitten
1 Bund glatte Petersilie
2 EL Kümmel
200 g Tofu
Salz und Pfeffer

Zubereitung:

Die Hefe und den Zucker in etwas warmem Wasser auflösen und mit dem Mehl zu einem glatten Teig vermischen, 15 Minuten gehen lassen.

Danach so viel warmes Wasser und Öl dazugeben, bis der Teig sich von der Schüssel löst. Nochmal mindestens 30 Minuten gehen lassen, bis sich das Volumen des Teiges verdoppelt hat. Die Zwiebelringe glasig dünsten und dann die Champignons dazugeben und kurz mitandünsten. Backofen auf 220°C vorheizen. Den Tofu mit der Petersilie pürieren. Damit eine streichfähige Masse entsteht kann Wasser dazugegeben werden. Mit Salz und Pfeffer abschmecken. Den Teig auf einem Backblech ausrollen und mit der Tofumasse bestreichen. Die Champignons und die Zwiebeln darauf verteilen und mit Kümmel bestreuen. 30 Minuten im Backofen backen, bis er gebräunt ist.

Kürbisragout

Zutaten für 2 Portionen:

1 Hokkaido-Kürbis, gewürfelt
4 EL Margarine
4 EL Mehl
200 ml Sojamilch
2 EL Hefeflocken
1 Prise Muskat
Salz

Zubereitung:

Margarine in einem Topf zerlassen und dann den Kürbis darin andünsten. Das Mehl einrühren. Die Sojamilch langsam dazugeben und die ganze Zeit rühren, damit sich keine Klümpchen bilden können. Die Hefeflocken dazugeben und mit Muskat und Salz abschmecken. Auf kleiner Flamme 15 Minuten köcheln lassen, bis der Kürbis weich ist. Zwischendurch umrühren.

Gemüse-Paella

Zutaten für 2 Portionen:

125 g Basmati Reis
250 ml Wasser
2 Tomaten
2 Möhren
200 g Champignons
250 g Erbsen aus dem Glas
6 Stangenbohnen
1 große Zwiebel
2 Stangen Lauch
Öl

Zubereitung:

Reis in Wasser aufkochen und dann auf kleinster Stufe 10 Minuten quellen lassen. Das Gemüse klein schneiden. Öl in einer Pfanne erhitzen und das Gemüse darin anbraten, bis es bissfest ist. Anschließend den Reis untermischen und kurz mitanbraten.

Kürbis- Lasagne

Zutaten für 4 Portionen:

1 Hokkaido-Kürbis, klein gewürfelt
250 g Kräuterseitlinge, in Scheiben geschnitten
8 Blätter frischer Grünkohl, in Streifen geschnitten
1 große Zwiebel, klein gehackt
200 g Käse, vegan, gerieben
250 ml Gemüsebrühe
250 ml Sojamilch
Lasagne-Blätter
5 EL Margarine
5 EL Mehl
Olivenöl
Muskatnuss, frisch
Salz und Pfeffer

Zubereitung:

Olivenöl in einer Pfanne erhitzen und die Zwiebel darin glasig dünsten. Grünkohl dazugeben und mitanbraten. Dieses dann beiseitestellen. Olivenöl in einem großen Topf erhitzen und den Kürbis und die Kräuterseitlinge dazugeben.

Mit der Gemüsebrühe ablöschen und 5 Minuten köcheln lassen. Den Backofen auf ca. 180°C vorheizen. Für die Sauce Sojamilch, Margarine und Mehl unter ständigem Rühren erhitzen. Danach mit Salz, Pfeffer und Muskatnuss abschmecken. Die Auflaufform einfetten und mit der ersten Schicht Lasagneblätter auslegen. Dann Grünkohl, Kürbis-Pilze, Soße und Käse aufschichten, bis alles aufgebraucht ist. Die letzte Schicht sollte ein Lasagneblatt mit Soße und veganen Käse sein. Die Lasagne etwa 25 Minuten backen.

Spinat-Risotto mit Zitronengras und Chili

Zutaten für 2 Portionen:

300 g Baby-Spinat, in feine Streifen geschnitten
2 Chilischoten, rot, klein geschnitten
1 Schalotte, fein gewürfelt
1 Knoblauch, fein gewürfelt
1 Zitrone, ausgepresst
1 Zitronenabrieb
3 Stängel Zitronengras, zu Knoten gedreht
250 g Risotto Reis
1 Liter Gemüsebrühe
250 ml Weißwein
100 g Käse, vegan, frisch gerieben
Olivenöl
Chilifäden
Salz und Pfeffer

Zubereitung:

Olivenöl erhitzen, Schalotten und den Knoblauch darin andünsten. Den Reis dazugeben und alles umrühren.

Nach einer Minute den Weißwein dazugeben und einköcheln lassen. Das Zitronengras dazugeben, nach und nach die Gemüsebrühe dazugeben und das Risotto unter ständigem Rühren 15 Minuten garen. Nach 10 Minuten das Zitronengras entfernen und die Zitronenschale sowie die Spinatblätter dazugeben. Gut umrühren und mit dem Zitronensaft, Chilifäden, Salz und Pfeffer abschmecken. Vor dem Servieren den Käse unterrühren.

Pilz Burger

Zutaten für 2 Portionen:

600 g Champignons, in grobe Stücke gehackt
2 Zwiebeln, fein gewürfelt
3 Scheiben trockenes Weißbrot, zerkrümelt
3 EL Sonnenblumenöl, 2 Knoblauchzehen, gepresst
2 TL Senf, 100 g Cashewkerne gehackt
2 EL gehackte Petersilie, 1 Ei- Ersatz (Reformhaus)
2 EL Paniermehl, 5 Hamburger Brötchen
Salatblätter, Hamburger Sauce, Salz und Pfeffer

Zubereitung:

Öl in einer Pfanne erhitzen, Zwiebel und Knoblauch dazugeben und glasig dünsten. Die Champignons dazugeben und bei großer Hitze mitbraten. In eine Schüssel geben und abkühlen lassen. Das Brot mit Senf, Cashewkernen, Petersilie, Eierersatz, Salz, Pfeffer und 2 EL Paniermehl zur Champignonmasse geben und alles gut vermischen. Öl in einer Pfanne erhitzen und mit feuchten Händen fünf Burger formen. Von beiden Seiten goldbraun braten. Die Hamburgerbrötchen aufschneiden und jedes mit Salatblättern, Burger, Käse und Hamburgersauce belegen.

Schnitzel nach Zigeuner Art

Zutaten für 3 Portionen:
3 Seitanschnitzel
1 Paprika, rot, in dünne Streifen geschnitten
1 große Zwiebel, 1 Glas Pusztasalat
1 Packung passierte Tomaten, 8 EL Soja – Creme
3 EL Ajvar, 200 ml Gemüsebrühe
1 Eiersatz, 150 ml Weißwein, Paprikapulver
Tabasco, Chilipulver, Salz und Pfeffer
Paniermehl, Öl

Zubereitung:
Den Pusztasalat abtropfen lassen. Die Seitanschnitzel panieren, würzen und von beiden Seiten in etwas Öl anbraten. Öl in der Pfanne erhitzen und die Zwiebeln darin glasig dünsten, dann die Paprika und den Puszta-Salat dazugeben und die Sojacreme einrühren. Brühe, passierte Tomaten, Ajvar und den Weißwein dazugeben und solange köcheln lassen, bis das Gemüse weich ist. Die Seitan-Schnitzel in der Soße nochmal kurz erwärmen.

Frikadellen

Zutaten für 2 Portionen:

150 g Sojagranulat
1 Knoblauch, gepresst
2 große Zwiebeln, klein geschnitten
3 EL Petersilie
2 TL mittelscharfer Senf
8 EL Semmelbrösel
3 gehäufte TL Sojamehl
3 TL edelsüßes Paprikapulver
2 EL Sojasauce
Öl zum Braten
Salz und Pfeffer

Zubereitung:

Alle Zutaten in eine Schüssel geben und alles gut durchkneten. Mit Salz, Pfeffer und Gewürzen abschmecken. Mit feuchten Händen Frikadellen formen. In einer Pfanne Öl erhitzen und die Frikadellen von beiden Seiten goldbraun anbraten.

Belgische Pommes Frites

Zutaten für 2 Portionen:

1,5 kg Kartoffeln, in dicke Stäbchen geschnitten
4 EL neutrales Öl
3 TL edelsüßes Paprikapulver
1 TL Salz

Zubereitung:

Backofen auf 200°C vorheizen. Paprikapulver, Salz und Öl in einer großen Schüssel gut durchmischen. Dann die Kartoffelstäbchen dazugeben und alles vermischen. Backblech mit Backpapier auslegen und die Kartoffeln darauf verteilen und 35 Minuten backen lassen. Dann den Ofen auf 220°C hochstellen und nochmals 10 Minuten backen.

Bulgurcurry

Zutaten für 4 Portionen:

500 g Bulgur
5 Kartoffeln
200 g Champignons
1 Zwiebel
1 Knoblauchzehe
1 Dose Kichererbsen
1 Dose Kokosmilch
Currypulver Garam Masala
Currypaste

Zubereitung:

Bulgur nach Packungsanweisung kochen. Kartoffeln mit Schale kochen und danach pellen und würfeln. In einer Pfanne den Knoblauch und die Zwiebeln anbraten. Die Champignons dazugeben und mit anbraten. Dann die Kichererbsen und die Kartoffeln dazugeben und mit der Kokosmilch ablöschen. Garam Masala und Currypaste dazugeben und 20 Minuten köcheln lassen.

Hackpfanne mit Chinakohl

Zutaten für 4 Portionen:

150 g Sojagranulat
1 Chinakohl, in Streifen geschnitten
1 Knoblauchzehe, klein gewürfelt
2 Zwiebeln, klein gewürfelt
250 ml Sojasahne
Öl
Sojasauce
Salz und Pfeffer

Zubereitung:

Das Sojagranulat salzen und mit kochendem Wasser begießen und 1/2 Stunde ziehen lassen bis es weich ist und danach ausdrücken. In einer Pfanne Öl erhitzen und das Sojagranulat anbraten. Mit Sojasoße, Salz und Pfeffer abschmecken. Die Zwiebeln und den Knoblauch dazugeben und mitanbraten, bis sie glasig sind. Den Chinakohl dazugeben und 10 Minuten bei mittlerer Hitze mit geschlossenem Deckel garen. Die Sahne dazugeben und kurz erhitzen.

Spaghetti mit Kirschtomaten und Balsamico

Zutaten für 2 Portionen:

500 g Spaghetti, 20 Kirschtomaten, halbiert
3 getrocknete Chilischoten, klein gehackt
2 Handvoll Basilikum, in feine Streifen geschnitten
10 EL Olivenöl, 3 EL Balsamico
Parmesan, Oregano
1 Prise Zucker, Salz und Pfeffer

Zubereitung:

Das Olivenöl in einer Pfanne erhitzen und die Kirschtomaten darin anbraten. Mit Salz und Pfeffer abschmecken, gehackten Chili darüber verteilen und den Zucker dazugeben. Dann den Balsamico mit dem Oregano hinzufügen. Bei kleiner Hitze zugedeckt köcheln lassen. Die Spaghetti kochen und abgießen. Wenn die Tomaten weich sind, mit einer Gabel leicht zerdrücken und mit den Spaghettis vermischen und das Basilikum darüber streuen. Dann den Parmesan darüber reiben.

Spaghetti mit Kirschtomaten und Zuckerschoten

Zutaten für 2 Portionen:

500 g Spaghetti
15 Kirschtomaten, halbiert
200 g Zuckerschoten
3 Lauchzwiebeln, in dünne Ringe geschnitten
5 große rote Chilischoten, in dünne Streifen geschnitten
1 Knoblauchzehe, klein gehackt
Olivenöl

Zubereitung:

Spaghetti kochen und abgießen. Olivenöl mit dem Knoblauch in einer Pfanne erhitzen und die Zuckerschoten leicht anbraten, dann die Tomaten, die Lauchzwiebeln und den Chili dazugeben und kurz mitbraten. Die Spaghetti dazugeben und alles gut vermischen.

Gefüllte Paprikaschoten

Zutaten für 2 Portionen:

4 rote Paprikaschoten, 3 Zwiebeln in Ringe
200 ml passierte Tomaten, 200 g Grünkern
400 ml Gemüsebrühe, 4 EL Tomatenmark
Paprikapulver, Basilikum
Harissa, Salz und Pfeffer

Zubereitung:

Backofen auf 180 Grad vorheizen. Die Paprikaschoten aushöhlen und aus dem Deckel den Stiel herausschneiden. Den Grünkern in einen Topf geben, mit heißer Gemüsebrühe übergießen und 5 Minuten bei schwacher Hitze quellen lassen. Ständig umrühren. Dann den Grünkern mit Tomatenmark, Harissa und Paprikapulver abschmecken. Die Zwiebeln dazugeben und von der Herdplatte nehmen. Die passierten Tomaten mit Basilikum, Salz und Pfeffer vermischen und in eine Auflaufform geben. Die Paprika mit der Grünkernmasse befüllen, den Kranzdeckel oben drauflegen und in die Auflaufform setzen. Etwa 25 Minuten im Backofen backen.

Auberginenragout

Zutaten für 2 Portionen:

2 Auberginen, gewürfelt
4 Frühlingszwiebeln, in Ringe geschnitten
1 Zwiebel, geachtelt
2 Knoblauchzehen, in dünne Scheiben geschnitten
1 Chilischote, in dünne Ringe geschnitten
500 g Tomaten-Passata
2 EL Tomatenmark
200 ml Gemüsebrühe
2 EL Balsamicoessig, hell
1 TL Basilikum, getrocknet
1 TL Majoran, getrocknet
1 EL Paprikapulver
10 Blätter Basilikum, in Streifen geschnitten
Cayennepfeffer
Pfeffer und Salz
Olivenöl

Zubereitung:

Olivenöl in einer Pfanne erhitzen und die Aubergine, die Zwiebel, den Knoblauch und den Chili darin anbraten. Tomatenmark dazugeben und alles vermischen. Danach den Essig dazugeben und mit der Gemüsebrühe ablöschen. Die Tomaten-Passata, das Paprikapulver, etwas Cayennepfeffer und die getrockneten Kräuter dazugeben. Frühlingszwiebeln dazugeben und bei niedriger Stufe 15 Minuten köcheln lassen. Mit Salz und Pfeffer abschmecken. Mit Basilikumblättern bestreuen.

Kann mit Nudeln, Reis oder Couscous serviert werden.

Curry-Nudelpfanne

Zutaten für 2 Portionen:

500 g Spaghetti
3 Zucchini, in Scheiben geschnitten
1 große Zwiebel, klein gehackt
500 g Champignons, in Scheiben geschnitten
2 TL Kurkuma
2 TL Kreuzkümmel, gemahlen
1 EL Currypulver
6 EL Petersilie
4 EL Sojasoße, Sesamöl
Pfeffer und Salz

Zubereitung:

Spaghetti vierteln und zusammen mit dem Kurkuma in kochendes Wasser geben. Das Sesamöl erhitzen und die Zwiebeln darin glasig dünsten. Die Champignons dazugeben und kurz mitanbraten. Dann die Zucchini, das Kreuzkümmel und das Currypulver dazugeben und 5 Minuten mitbraten lassen. Die Spaghetti, die Sojasoße und die Petersilie dazugeben, gut vermischen und mit Salz und Pfeffer abschmecken.

Kartoffelgulasch

Zutaten für 2 Portionen:

6 Kartoffeln, gewürfelt
1 Paprika, rot, grob gewürfelt
1 Paprika, gelb, grob gewürfelt
2 Zwiebeln, klein geschnitten
1 Knoblauchzehe
400 ml Gemüsebrühe
2 EL Essig
3 EL Tomatenmark
2 EL Margarine
Petersilie
Paprikapulver, Pfeffer, Öl

Zubereitung:

Öl in einer Pfanne erhitzen, Kartoffeln, Zwiebeln und Paprika dazugeben. Tomatenmark dazugeben und mit anrösten. Mit dem Essig und der Gemüsebrühe ablöschen. Knoblauch und Margarine dazugeben. Bei mittlerer Hitze 20 Minuten köcheln lassen, bis die Kartoffeln gar sind. Mit Petersilie, Paprikapulver und Pfeffer abschmecken.

Gemüsefrikadellen

Zutaten für 2 Portionen:

1 Kohlrabi
2 Möhren
1 Sellerieknolle
1 Paprika, rot
100 g Leinsamen
2 EL Hefeflocken
2 EL Senf
Salz und Pfeffer
Öl

Zubereitung:

Das Gemüse klein raspeln und mit den Leinsamen, den Hefeflocken und dem Senf mischen. Mit Pfeffer und Salz abschmecken und 2 Stunden durchziehen lassen. Den Gemüsesaft etwas auspressen und dann zu kleinen Frikadellen formen. Öl in einer Pfanne erhitzen und die Frikadellen von beiden Seiten 15 Minuten anbraten.

Frikadellen

Zutaten für 2 Portionen:

400 g Tofu
1 kleine rote Zwiebel, geviertelt
1 kleine weiße Zwiebel, geviertelt
1 Bund glatte Petersilie
6 Cornichons
100 g Semmelbrösel
1 EL Sojamehl
1 EL Senf, Olivenöl
Salz und Pfeffer
Gemüsebrühepulver

Zubereitung:

Den Tofu in einer Schüssel mit den Händen zerdrücken. Die Zwiebeln, die Cornichons und die Petersilie in den Küchenmixer klein häckseln. Diese Masse zu dem Tofu geben. Die Semmelbrösel, das Sojamehl, den Senf und etwas Gemüsebrühepulver dazugeben und mit den Händen ordentlich durchkneten, bis ein Teig entsteht. Mit einem Teelöffel kleine Bällchen formen und diese dann ca. 10 Minuten rundum braun braten.

Chili con Carne

Zutaten für 4 Portionen:

100 g Sojagranulat
100 g Grünkern – Schrot
1 Zucchini, schräg geschnitten
1 Paprika rot, schräg geschnitten
1 Zwiebel, gewürfelt
1 Dose Kidneybohnen
1 Dose gehackte, geschälte Tomaten
1 Dose Mais
6 Chilischoten, fein gehackt
1 Pkg. passierte Tomaten
¾ Liter Gemüsebrühe
Öl
Tomatenmark
2 EL Meersalz, 1 EL Pfeffer
Cayennepfeffer
Paprikapulver, rosenscharf
Zucker
3 EL getrocknetes Basilikum
Chilipulver

Zubereitung:

Gemüsebrühe aufkochen und Sojagranulat und Grünkernschrot einweichen und etwa 20 Minuten quellen lassen. Öl in einem großen Topf erhitzen und die Zwiebeln andünsten, bis sie glasig sind. Die Zucchini und Paprika dazugeben und 5 Minuten mitandünsten. Das Sojagranulat und den Grünkernschrot abtropfen lassen und dazugeben und unter Rühren für etwa 5 Minuten mitbraten. Tomaten aus der Dose, die passierten Tomaten und die Chilis dazugeben. Die abgetropften Kidneybohnen und den abgetropften Mais mit in die Pfanne geben. Alles aufkochen lassen und mit Salz, Pfeffer, Zucker, den Gewürzen, den Kräutern und dem Tomatenmark abschmecken. Erneut aufkochen und nochmals abschmecken.

Linsenbratlinge

Zutaten für 2 Portionen:

150 g Linsen
2 Karotten
5 Champignons
1 Zwiebel
1 Lauch
Olivenöl
3 EL Mehl
1 TL Curry
Salz und Pfeffer
Kräuter
Chilipulver

Zubereitung:

Die Linsen werden über Nacht eingeweicht. Karotten, Pilze, Zwiebeln, Lauch, und Kräuter grob schneiden. Bei den Linsen das Wasser abgießen. Mit Salz, Pfeffer, Curry und Chili mischen und alles pürieren. Dann das Mehl dazugeben. Aus der Masse mit einem Esslöffel kleine Bratlinge formen und in Olivenöl ausbacken.

Paprika-Mortadella

Zutaten für 2 Portionen:
100 g Glutenmehl
2 EL Hefeflocken/ Edelhefeflocken
1 Paprikaschote, gewürfelt
½ Zwiebel, gewürfelt
1 EL Knoblauchgranulat
1 EL Gemüsebrühepulver
1 TL Mehl, 125 ml Wasser
15 ml Öl

Zubereitung:
Das Mehl zu der Paprika und zu der Zwiebel geben und einrühren. Dann das Glutenmehl dazugeben und unterrühren. Die Hefeflocken, das Knoblauchgranulat und das Gemüsebrühepulver mischen und dazugeben. In die Mischung eine kleine Mulde machen und das Wasser und das Öl hineingeben und alles gut durchmischen, bis ein Teig entsteht. Diesen dann in Backpapier und anschließend in Alufolie einrollen. Die Rolle nun 1 Stunde dämpfen und danach abkühlen lassen.

Pizza vegan

Zutaten für 2 Portionen:

100 g Dinkelmehl
10g frische Hefe
50 ml lauwarmes Wasser
1 EL Olivenöl
1 Prise Zucker
1 Prise Salz
Oregano
1 halbe rote Paprika, in dünne Streifen geschnitten
1 Zwiebel, in Ringe geschnitten
100 ml Tomatensauce
2 EL Hefeflocken
1 EL Margarine
1 EL Weizenmehl
75 ml lauwarmes Wasser
½ TL Salz
½ TL Senf
Rosmarin
Knoblauchöl
einige entsteinte Oliven

Zubereitung Teig:

Mehl in eine Schüssel geben. Eine kleine Mulde formen und die Hefe hineinbröseln. Eine Prise Zucker dazu. Wasser, Öl, Salz und etwa Oregano dazugeben und den Teig gut durchkneten. Mit einem Küchentuch abdecken und 30 Minuten gehen lassen. Den Pizzateig gut durchkneten, dünn ausrollen und die Tomatensauce darauf streichen. Mit Paprika, Oliven und Zwiebeln belegen.

Zubereitung Hefeschmelz:

In einem kleinen Topf die Margarine schmelzen lassen und mit einem Schneebesen das Mehl einrühren und mit dem Wasser aufgießen. Die Hefeflocken, das Salz und den Senf dazugeben. Unter Rühren kurz aufkochen lassen, dann mit einem Löffel über die Pizza tröpfeln lassen. Etwas Rosmarin und Knoblauchöl darauf verteilen. Im vorgeheizten Backofen bei 200 Grad backen, bis der gewünschte Bräunungsgrad erreicht ist.

Hirse - Pfanne

Zutaten für 2 Portionen:

1 Möhre, geraspelt, ¼ Zucchini, geraspelt
3 braune Champignons, klein geschnitten
75 g Hirse, 1 kleine Chilischote, fein geschnitten
1 Knoblauchzehe, fein gewürfelt, n. B Wasser
1 Zwiebel, fein geschnitten, Pfeffer
1 cm Ingwer, gewürfelt, Kurkuma, Pfeffer
½ Stange Lauch, fein geschnitten
3 EL Sojasauce, 1 EL Sesamöl, ½ TL Dillspitzen

Zubereitung:

Die Hirse in einem Sieb mit heißem Wasser gut durchspülen. Danach in eine Pfanne geben und mit Wasser bedecken. Die Hirse so lange kochen lassen, bis kaum noch Flüssigkeit vorhanden ist. Alle Gewürze mischen. Etwas Wasser zu der Hirse geben, das Gemüse dazugeben und etwa die Hälfte der Gewürze untermischen. Das Sesamöl und die Sojasauce dazugeben und vermischen. Die restlichen Kräuter dazugeben und gut durchrühren. Etwa 20 bis 25 Minuten auf kleiner Flamme garen, bei Bedarf zwischendurch Wasser dazugeben.

Tomaten-Quiche

Zutaten für 4 Portionen:

Für den Teig
700 g Vollkornmehl
300 g Margarine
150 ml Wasser
1 TL Meersalz

Für die Füllung:
750 g Seidentofu
750 g Cherrytomaten, halbiert
3 EL Speisestärke
3 EL Olivenöl
1 TL Thymian
1 TL Kurkuma
1 TL Oregano
4 EL Basilikum
1 EL Schnittlauch
1 TL Meersalzfrisch geriebenen Muskat
Pfeffer

Zubereitung:

Alle Zutaten für den Teig zusammenmischen, durchkneten und abgedeckt 30 Minuten im Kühlschrank ruhen lassen. Den Seidentofu, die Speisestärke, das Salz, Kurkuma, Thymian und das Öl pürieren, bis eine cremige Masse entsteht. Die anderen Kräuter fein hacken und zu der Füllung dazugeben. Den Ofen auf 200°C Ober-/Unterhitze vorheizen. Den Teig ausrollen und in die mit Backpapier ausgelegte Quiche-Form geben. Den Teig 10 Minuten vorbacken und anschließend die Füllung auf dem Teig verteilen und die halbierten Tomaten mit der Hautseite nach unten darauflegen. Die Quiche für weitere 20 Minuten backen und anschließend die Temperatur auf 175°C reduzieren und die Quiche weitere 15 Minuten fertigbacken. Bevor sie angeschnitten wird, 10 Minuten ruhen lassen.

Cremiges Erdnusspfännchen mit Soja und Gemüse

Zutaten für 2 Portionen:

1 Möhre, gewürfelt
½ Zucchini, gewürfelt
1 kleine Zwiebel, gewürfelt
1 Knoblauchzehe, gehackt
1 Dose Mais
½ Tasse Sojagranulat
150 ml Gemüsebrühe
100 ml Sojamilch
2 EL Sojasauce
2 EL Erdnussbutter
1 EL Petersilie
Öl
Chilipulver
Pfeffer
Currypulver
Paprikapulver

Zubereitung:

Gemüsebrühe zum Kochen bringen und über das Sojagranulat gießen. Damit es gut aufquellen kann, sollte es nicht im Trockenen liegen. Nach 5 Minuten ordentlich ausdrücken und mit etwas Salz würzen. Das Öl in einer Pfanne erhitzen und das Granulat anbraten bis es gut angebräunt und knusprig ist. Dann die Möhren, die Zwiebel und die Knoblauchzehe dazugeben und leicht anbraten. Dann die Zucchini und den Mais dazugeben. Sojamilch, Gemüsebrühe und Sojasoße mischen und damit das Gemüse ablöschen. Die Erdnussbutter, Pfeffer und Gewürze dazugeben. Alles abgedeckt leicht köcheln lassen, bis die Zucchini gar ist. Dann nochmal abschmecken. Die Soße sollte eine gute Schärfe haben.
Die Soße passt gut zu Reis!

Lasagne

Zutaten für 2 Portionen:

100 g Tomatentofu, 500 g geschälte Tomate
2 TL Gemüsebrühepulver, ½ TL Salz, ½ TL Zucker
1/2 TL Paprikapulver, ½ TL Pfeffer
400 ml Tomatensauce, 250 g Lasagneplatten
2 EL Hefeflocken, 1 EL Mehl, 1 EL Margarine
1/4 TL Salz, 1/2 TL Senf, 100 ml Wasser

Zubereitung:

In einer Schüssel den Tomatentofu mit den geschälten Tomaten zerdrücken. Gemüsebrühe, Salz, Pfeffer, Paprikapulver und Zucker dazugeben und alles vermischen. In einer Auflaufform etwas Öl geben und dann die erste Schicht Lasagneblätter und abwechselnd Soße, Tomatensauce und Nudeln schichten. Die letzte Schicht sollte ein Lasagneblatt sein. Für den Käse: In einen Topf Hefeflocken, Margarine, Mehl, Salz, Senf und Wasser geben und unter Rühren erhitzen, bis sich alles gut vermischt hat. Danach über die Lasagne geben. Die Lasagne bei 200°C auf der unteren Schiene 30 Minuten backen.

Pfannkuchen mit Linsen und Quinoa

Zutaten für 2 Portionen:

200 g Mehl, 400 ml Wasser, 200 TK Spinat
100 g rote Linsen, gegart, 100 g Quinoa, gegart
4 Tomaten, klein gewürfelt, 1 Knoblauch, gepresst
1 kleine Zwiebel, klein gehackt
3-4 vegane Käsescheiben, gestiftelt
Kräuter, italienisch, Salz und Pfeffer

Zubereitung:

Für die Pfannkuchen Mehl mit Wasser, Kräutern, Salz und Knoblauch zu einem Teig verrühren und in Öl in einer Pfanne backen. Die Pfannkuchen können im Backofen warmgehalten werden. Die Zwiebel in Öl glasig dünsten, Spinat und etwas Wasser hinzugeben und so lange rühren bis der Spinat zerfallen ist. Dann den Quinoa, die Linsen und die Tomaten zum Spinat geben, alles gut durchmischen und 5 Minuten köcheln lassen. Anschließend den Käse untermischen. Mit Salz, Pfeffer und Kräuter abschmecken. Danach einige Löffel der Füllung auf einen Pfannkuchen verteilen und aufrollen.

Süßkartoffel-Gemüse-Tortilla

Zutaten für 2 Portionen:
5 Weizentortillas, vegan
1 Süßkartoffel, in kleine Stücke geschnitten
1 Paprika, gelb, in Streifen geschnitten
1 Paprika, rot, in Streifen geschnitten
4 Okraschoten, in Stücke geschnitten
1 kleine Aubergine, in kleine Scheiben geschnitten
1 Zwiebel, klein geschnitten
1 kleine Limette, ausgepresst
1/2 Dose Kidneybohnen
50 ml kleiner Sojajoghurt
etwas Pinienkerne
1/2 Bund Koriandergrün, fein gehackt
brauner Zucker

Zubereitung:
Die Süßkartoffel in kleinen Stücken garkochen. Auberginen und Okraschoten in Olivenöl anbraten. In einer anderen Pfanne die Zwiebeln andünsten, Paprikastreifen hinzugeben und alles weiter braten.

Auberginen und Okraschoten dazugeben und alles mit einem EL braunem Zucker mischen. Danach die Kidneybohnen dazugeben. Süßkartoffel pürieren, Limettensaft und ebenfalls etwas braunen Zucker beigeben und alles vermischen. Tortillas nach Packungsanleitung im Backofen erwärmen. Nun auf jeden Tortillas 1 EL Süßkartoffelpüree geben, etwas Gemüsemischung, Pinienkerne, sowie etwas Sojajoghurt. Frischen Koriander darauf streuen und alles zusammenrollen.

Pikante Spinatbällchen

Zutaten für 2 Portionen:

½ kg Blattspinat
1 Peperoni, entkernt und fein geschnitten
2 Knoblauchzehen, klein gehackt
3 EL Olivenöl
etwas Zitronensaft
Fleur de sel

Zubereitung:

Den Spinat waschen, salzen und zugedeckt bei mittlerer Hitze in einem Topf ca. 5 Minuten zusammenfallen lassen. Kurz abschrecken und in einem Sieb abtropfen lassen. Peperoni, Zitronensaft und Öl gut vermischen. Etwas von der Sauce in den ausgedrückten Spinat geben und zu Bällchen formen und mit dem Rest von der Soße servieren.

Zucchinifrikadellen

Zutaten für 2 Portionen:

300 g kleine Zucchini, geraspelt
3 Knoblauchzehen
50 g Weizenvollkornmehl
1 EL Petersilie, gehackt
1/2 TL Meersalz
evtl. Paniermehl

Zubereitung:

Alle Zutaten gut durchmischen und 15 Minuten ziehen lassen. In einer Pfanne das Öl leicht erhitzen und den Teig mit einem Esslöffel in kleinen Portionen ausbacken. Wenn der Teig zu weich geworden ist, kann dieser mit Paniermehl angedickt werden.

Linsen- Bulgur- Bällchen

Zutaten für 2 Portionen:

2 Tassen Bulgur, 1 Tasse rote Linsen
3 Zwiebeln, klein gewürfelt, Zitronensaft
5 Lauchzwiebeln, in feine Ringe geschnitten
3 Handvoll Petersilie, klein gehackt
8 EL Olivenöl, 3 EL edelsüßes Paprikapulver
1 TL schwarzen Pfeffer, 4 TL Salz
2 EL Tomatenmark, 2 EL Paprikamark
2 TL Korianderpulver, 2 EL frische Minze

Zubereitung:

Die Linsen etwa 25 Minuten kochen. Das Wasser muss immer 2 Fingerbreit über den Linsen stehen. Dann den Bulgur dazugeben und beides gut durchmischen. Abgedeckt noch Minuten 15 Minuten ruhen lassen. Die Zwiebeln in einer Pfanne etwas anbraten lassen. Das Öl mit dem Tomaten- und Paprikamark und den Gewürzen mischen und in die Linsen-Bulgur Masse heben und gut durchkneten, bis eine gleichmäßige Masse entsteht. Dann die Zwiebeln, Lauchzwiebeln und die Petersilie unterheben. Daraus Kugeln formen und auf Salatblätter dekorieren.

Vegan FOOD

Gebratener Fenchel

Zutaten für 1 Portion:

1 Knolle Fenchel, in feine Streifen geschnitten
Blattgrün vom Fenchel gehackt
2 Knoblauchzehen, gepresst
2 EL Olivenöl
Salz und Pfeffer

Zubereitung:

Olivenöl mit Knoblauch anbraten. Fenchelstreifen dazugeben und mitbraten.
Mit Salz und Pfeffer abschmecken und mit gehackten Blattgrün garnieren.

Pellkartoffeln mit Avocado- Tomaten- Dip

Zutaten für 2 Portionen:

1 Avocado
5 fest kochende Kartoffeln
1 kleine Schalotte, klein gewürfelt
1 kleine Tomate, klein gewürfelt
1 EL Saft einer Zitrone
etwas Cayennepfeffer
Glatte Petersilie, zerhackt
1 Zweig Koriander, zerhackt
Salz und Pfeffer

Zubereitung:

Die Kartoffeln mit Schale in Salzwasser kochen. Die Avocados schälen und dann zerdrücken. Zitrone mit den Gewürzen zu einem Dressing mischen und dann unter die Avocado, die Tomate und den Zwiebeln mischen. Mit Salz und Pfeffer abschmecken. Dieses dann als Dip zu den Pellkartoffeln servieren.

Falafel

Zutaten für 2 Portionen:

300 g getrocknete Kichererbsen, 12 Stunden in kaltem Wasser quellen lassen
2 Scheiben Toastbrot, zerkrümelt
5 Knoblauchzehen, klein geschnitten
1 große Zwiebel, klein geschnitten
1 Bund Petersilie
3 EL Mehl, 3 TL Koriander, gemahlen
3 TL Kreuzkümmel, gemahlen
2 TL Backpulver, 1,5 Liter Öl zum Frittieren
2 Zitronen, in Scheiben, Salz und Pfeffer

Zubereitung:

Die Kichererbsen abtropfen lassen. Brot, Petersilie, Kichererbsen, Zwiebel und Knoblauch im Mixer fein zerkleinern. Dieses dann mit Kreuzkümmel, Koriander, Pfeffer und Salz abschmecken und mit dem Mehl und Backpulver verkneten. Walnussgroße Bällchen formen. Erhitzen Sie das Öl und frittieren die Falafel darin portionsweise 4-5 Minuten goldbraun. Auf Küchenpapier abtropfen lassen.

Spiralschneider

Zucchini - Variationen mit Balsamico

Zutaten für 2 Portionen:

1 Zucchini, zu Spaghetti gedreht
Paprikapulver, Salz
Balsamico-Creme, 150 ml Rapsöl

Zubereitung:

In einem großen Topf das Öl erhitzen und die Zucchini Spaghetti darin frittieren. Wenn sie eine schöne bräunliche Farbe angenommen haben, auf einem Küchenpapier abtropfen lassen. Mit Salz und Paprikapulver würzen. Auf einem Teller anrichten und mit der Balsamico Creme verzieren.

Leichter Salat mit Himbeer-Vinaigrette

Zutaten für 4 Personen:

1 Kohlrabi, mit dem Spiralschneider zu dünnen Spaghetti gedreht
1 dicke Karotte, mit dem Spiralschneider zu dünnen Spaghetti gedreht
1 Salatgurke, mit dem Spiralschneider zu dünnen Spaghetti gedreht
4 feste Tomaten
½ Tasse Himbeer-Essig
½ Tasse Olivenöl
8 Radieschen
1 Schale Kresse
Salz, Pfeffer

Zubereitung:

Die Gemüsenudeln vermischen. Die Radieschen und die Tomaten in dickere Scheiben schneiden. Auf jeweils 4 Tellern die Tomatenscheiben anrichten, mit den Gemüsenudeln belegen und den Radieschen verzieren.

Gurken-Karotten-Salat mit Sesam-Dressing

Zutaten für 2 Personen:

75 ml Sojasauce
1 Salatgurke, mit dem Spiralschneider zu dünnen Spaghetti gedreht
2 Karotten, mit dem Spiralschneider zu dünnen Spaghetti gedreht
1 TL Agavendicksaft
1 TL Sesamöl
½ TL Reiswein
½ Knoblauchzehe, gepresst
Ingwer oder Chili
ein wenig Koriander

Zubereitung:

Die Gemüsenudeln auf Tellern anrichten.
Die restlichen Zutaten (außer Koriander, Chili und Ingwer) zu einem Dressing verrühren und auf die Spaghetti träufeln. Nach Belieben mit Chili oder Ingwer würzen.
Den Salat für 15 Minuten ruhen lassen und mit frischem Koriander dekorieren.

Zucchini-Pilz-Salat

Zutaten für 4 Personen:

2 Zucchini, mit dem Spiralschneider zu dünnen Spaghetti gedreht

100 g Shiitake-Pilze, geputzt und in Scheiben geschnitten

1 rote Zwiebel, fein gewürfelt

½ Bund Petersilie, fein gehackt

50 ml Olivenöl

1 Schälchen Kresse

200 g Champignons, geputzt und in Scheiben geschnitten

3 Knoblauchzehen, fein gehackt

12 Basilikumblätter

100 g Austernpilze, geputzt und in Scheiben geschnitten

100 g Tomaten (in Öl getrocknet), abgetropft und gewürfelt

Saft und Schale einer unbehandelten Zitrone

Salz, Pfeffer

Zubereitung:

In einer großen Pfanne das Olivenöl erhitzen und die Zucchini anbraten. Mit Salz, Pfeffer und Knoblauch würzen. Alle Pilze hinzufügen und ebenfalls anbraten und der Zitronenschale abschmecken. Das Ganze nochmal mit Salz und Pfeffer abschmecken.

Für das Dressing die gehackten Kräuter mit Olivenöl, Zitronensaft, Salz, Pfeffer und Knoblauch vermixen.

Alle Zutaten vermischen und dem Dressing anrichten.

Asia-Salat mit Sesam-Ingwer-Dressing

Zutaten für 2 Personen:

Für das Dressing:
1 haselnussgroßes Stück Ingwer
2 EL Essig
1 Knoblauchzehe, klein gewürfelt
30 ml Sonnenblumenöl
2 EL Wasser
1 EL Tahin (Sesampaste)
3 EL Sojasauce
Chile-Salz, Pfeffer
1 EL Agavendicksaft

Für die Gemüsespiralen:
1 große Süßkartoffel, geschält und mit dem Spiralschneider zu Spaghetti gedreht
2 mittelgroße rote Beete, geschält und mit dem Spiralschneider zu dünnen Spaghetti gedreht
2 Karotten, geschält und mit dem Spiralschneider zu dünnen Spaghetti gedreht

1 Pastinake, geschält und mit dem Spiralschneider zu dünnen Spaghetti gedreht
etwas Öl
Frische Korianderblätter, fein gehackt
Cashew-Nüsse

Zubereitung:

Für das Dressing alle Zutaten mit einem Mixer zu einer glatten Creme verrühren.
In einer Pfanne die Cashewnüsse ohne Öl kurz anrösten, beiseite stellen. Öl in der Pfanne erhitzen und die Gemüsenudeln für ca. 12 Minuten dünsten. Alles mit dem Dressing mischen und den Cashewnüssen und dem Koriander garnieren. Kann kalt oder warm genossen werden.

Karotten-Spaghetti-Salat mit Erdnüssen

Zutaten für 4 Personen:

1 kg Karotten, geschält und mit dem Spiralschneider zu Spaghetti gedreht

1 Zitrone, gepresst, etwas braunen Zucker

3 Lauchzwiebeln, in feine Ringe geschnitten

3 EL Sojasauce

4 EL Tahin (Sesampaste)

1 Knoblauchzehe, fein gehackt

100 g gesalzene, geröstete Erdnusskerne, grob gehackt

3 EL Olivenöl

7 Stiele Basilikum, gezupft, Salz

Zubereitung:

Die Karotten Spaghetti mit Salz und ½ TL Zucker vermischen und ziehen lassen. Den Knoblauch mit der Sojasauce, Olivenöl, Zitronensaft, Tahin und 1 TL braunen Zucker mit einem Mixer gut vermischen. Die Lauchzwiebeln mit den Karotten und dem Dressing vermengen. Die Nüsse und das Basilikum unterheben und servieren.

Gemüse-Spaghetti-Kichererbsen-Salat

Zutaten für 2 Personen:

200 g Zucchini, geschält und mit dem Spiralschneider zu Spaghetti gedreht
1 ½ EL Agavendicksaft
200 g Karotten, geschält und mit dem Spiralschneider zu Spaghetti gedreht
½ Dose Kichererbsen, abgetropft
Schale 1 unbehandelten Limette
250 g Tofu Natur, in Scheiben geschnitten
½ Bund Koriander, klein gehackt
60 ml Sojasauce
1 EL Kokosöl
etwas Zucker
Saft von 2 Limetten
Salz

Zubereitung:

Die Gemüsenudeln in einer Schüssel mit je einem TL Zucker und Salz mischen, die Kichererbsen und den Koriander ebenfalls hinzufügen und alles gut durchmischen.

In einer Pfanne das Kokosöl erhitzen und den Tofu darin goldbraun anbraten, mit der Sojasauce ablöschen, die Limettenschale und den Agavendicksaft hinzugeben und alles 1 Minuten köcheln lassen. Den Tofu entnehmen und den Limettensaft unterrühren. Die Gemüsenudeln mit dem Tofu und dem Sud vermengen. Mit Zucker und Salz abschmecken. Sofort servieren!

Steckrüben-Nudeln-Curry

Zutaten für 4 Portionen:

1 große Steckrübe, mit dem Spiralschneider zu dünne Spaghetti gedreht
350g Rosenkohl, 1 TL Kokosnussöl
2 Knoblauchzehen, fein gehackt
3 TL Currypulver (gelb) oder Currypaste
1 kleine Ingwerwurzel, geschält und fein gehackt
3 Schalotten, fein gehackt, 380ml Kokosnussmilch
120g Kaiserschoten/ Zuckerschoten
720ml Gemüsebrühe, Pfeffer und Salz
1 Handvoll Basilikumblätter, grob zerpflücken

Zubereitung:

In einer Pfanne Öl erhitzen und den Knoblauch, die Schalotten, den Ingwer und den gewaschenen Rosenkohl für ca. 2 Minuten anbraten. Mit der Gemüsebrühe ablöschen. Kokosmilch und Curry hinzufügen und köcheln lassen. Die Zuckerschoten und die Gemüsenudeln hinzufügen und für 7 Minuten kochen lassen. Auf Tellern anrichten und dem Basilikum garnieren.

Apfel mit Zimt und Kokosflocken

Zutaten für 2 Portionen:
2 EL Kokosöl
2 Äpfel, zu Spaghetti gedreht
Zimt, 3 EL Kokosflocken, ungesüßt

Zubereitung:
In einer Pfanne das Kokosöl auf mittlerer Hitze erhitzen und die Äpfel hinzufügen. Mit Zimt würzen und ca. 5 Minuten braten, beiseite stellen. In der selben Pfanne die Kokosflocken kurz anbraten. Die Apfelspaghetti auch Tellern anrichten und mit Kokosraspeln bestreuen.

Möhrensalat mit Mandelsplitter

Zutaten für 2 Portionen:

70 g Mandelsplitter
240 g Möhren, zu Spaghetti gedreht
2 EL Zitronensaft, 2 EL Olivenöl
2 TL Senf, 1 Prise Salz, 2 TL Estragon
2 TL Rosinen, 2 EL Petersilie, gehackt

Zubereitung:

Für das Dressing Senf mit Olivenöl, Estragon, Zitronensaft und Salz verrühren. Die Mandeln in einer Pfanne rösten und anschließend abkühlen. Die Karotten Spaghetti auf Tellern anrichten, mit dem Dressing beträufeln. Mit den Mandeln, Petersilie und Rosinen garnieren.

Möhren-Salat

Zutaten für 2 Portionen:

1 Möhre, violett, mit dem Spiralschneider zu Spaghetti gedreht

1 Möhre, mit dem Spiralschneider zu Spaghetti gedreht

½ Apfel, mit dem Spiralschneider zu Spaghetti gedreht

70 g Pastinake, mit dem Spiralschneider zu Spaghetti gedreht

1 Stück frischen Ingwer, fein gehackt

1 ½ Schalotten, fein gehackt

2 EL Pecannüsse, gehackt

Dressing:

½ EL Apfelessig, 1 EL Olivenöl

½ EL Ahornsirup, Salz und Pfeffer

Zubereitung:

Alle Zutaten für den Salat in einer großen Schüssel vermengen. Für das Dressing die Zutaten gut verrühren und unter den Salat mischen. Im Kühlschrank für eine halbe Stunde ziehen lassen.

Gemüsenudeln mit Erdnuss-Soße

Zutaten für 4 Personen:

2 Möhren + 2 Zucchini, zu Spaghetti gedreht
2 Knoblauchzehen, fein gehackt
2 rote Zwiebeln, fein gehackt
3 EL Erdnussmus, 2 EL Sesamöl
60 g gehackte Erdnüsse, 60 ml Kokosmilch
Salz und Pfeffer zum Abschmecken

Zubereitung:

In einer Pfanne das Sesamöl erhitzen und die Zwiebeln und den Knoblauch anbraten. Das Erdnussmus und die Kokosmilch hinzufügen und kurz aufkochen lassen. Die Gemüsenudeln unterrühren und alles für 5 Minuten köcheln lassen. Auf Tellern anrichten und mit den Erdnüssen bestreuen.

Süßkartoffel-Spaghetti mit Aglio e Olio

Zutaten für 4 Personen:

2 rote Zwiebeln, fein gehackt
3 große Süßkartoffeln, mit dem Spiralschneider zu Spaghetti gedreht
4 EL Olivenöl
4 Knoblauchzehen, fein gehackt
2 Bund frische Petersilie, gehackt
2 TL Paprikapulver
Salz und Pfeffer

Zubereitung:

In einem Topf Salzwasser erhitzen und die Süßkartoffel Spaghetti darin 6 Minuten kochen. In der Zwischenzeit das Olivenöl in einer Pfanne erhitzen und die Zwiebeln und den Knoblauch darin anbraten, die abgegossenen Süßkartoffeln hinzufügen und mit Salz, Pfeffer und Paprikapulver würzen. Auf Tellern anrichten und mit Petersilie bestreuen.

Asiatische Pfanne mit Pastinaken-Spaghetti

Zutaten für 4 Personen:

2 mittelgroße Möhren, in Stücke geschnitten
12 mittelgroße Pastinaken, mit dem Spiralschneider zu Spaghetti gedreht
1 Porree, in Stücke geschnitten
1 mittelgroße Paprika, in Stücke geschnitten
4 EL Sojasoße, 2 EL Olivenöl
1 TL Zwiebel Pulver, 2 TL Knoblauch Pulver
1 TL Chili Pulver, 1 TL Ingwer, fein gehackt
Salz und Pfeffer zum Abschmecken
4 EL Sesam

Zubereitung:

In einer Pfanne Olivenöl erhitzen und die Möhren, das Porree und die Zwiebeln anbraten. Die Gemüsenudeln und die Paprikastücke hinzufügen. Für die Soße das Sesamöl, die Sojasoße und den Gewürzen vermengen und zu den Gemüsenudeln geben. Alles nochmal für 2 Minuten scharf anbraten. Auf Tellern anrichten und mit Sesam bestreuen.

Möhrenspaghetti mit Erdnuss-Sauce

Zutaten für 2 Personen:

250 g Chinakohl, in feine Streifen geschnitten
500 g Möhren, mit dem Spiralschneider zu Spaghetti gedreht
3 EL Erdnussbutter, 2 EL Erdnüsse
1 EL Kokosöl, 1 EL Sesam
Salz, Pfeffer
100 ml Kokosmilch
Sojasauce

Zubereitung:

In einer Pfanne ohne Fett die Erdnüsse und den Sesam kurz anrösten, entnehmen und beiseite stellen. Kokosöl in der Pfanne erhitzen und die Möhren und den Chinakohl kurz anbraten. In einem Topf die Erdnussbutter mit der Kokosmilch verrühren, mit Sojasauce abschmecken und kurz aufkochen lassen. Auf Tellern erst das Gemüse anrichten, mit der Soße benetzen und den Nüssen garnieren. Guten Appetit!

Gemüsenudeln mit Kräutersauce

Zutaten für 2 Personen:

1 Zucchini, mit dem Spiralschneider zu Spaghetti gedreht, 150 g Bandnudeln
1 Gurke, mit dem Spiralschneider zu Spaghetti gedreht
1 Möhre, mit dem Spiralschneider zu Spaghetti gedreht, 150 ml Sojasahne
1 Zwiebel, fein gehackt, 1 EL Öl
5 schwarze Oliven, geviertelt
Thymian, klein gehackt, 1 EL Mehl
Salz und Pfeffer, Petersilie, klein gehackt

Zubereitung:

Die Bandnudeln nach Packungsanleitung kochen. In einer Pfanne die Zwiebel anbraten, mit der Sahne ablöschen, den Thymian und die Petersilie unterrühren und alles kurz aufkochen lassen. Das Mehl einrühren bis keine Klümpchen mehr da sind. Die Gemüsenudeln und die Bandnudeln mit der Soße vermischen und als Nester anrichten. Mit den Oliven garnieren und servieren.

Thainudeln mit Chili

Zutaten für 2 Personen:

1 Möhre, zu Spaghetti gedreht
2 Zucchini, mit dem Spiralschneider zu Spaghetti gedreht
4 Frühlingszwiebeln, in Streifen geschnitten
2 Kohlrabi, mit dem Spiralschneider zu Spaghetti gedreht, 2 EL Sesam

Für das Dressing:
30 g frischen Ingwer, fein gehackt
1 Chilischote, entkernt und klein gehackt
1 Zitrone, gepresst, 1 Knoblauchzehe, fein gehackt
1 EL Ahornsirup, 5 EL Sojasoße

Zubereitung:

In einem Topf die Gemüsenudeln mit Wasser auf schwacher Hitze 5 Minuten köcheln lassen. Die Zutaten für das Dressing sehr gut vermischen. Die Nudeln auf Tellern anrichten, mit den Frühlingszwiebeln belegen und dem Dressing beträufeln. Zum Schluss die Sesamkörner drüber streuen.

Kohlrabi Spaghetti mit Tomatensoße

Zutaten für 2 Personen:

1 Zwiebel, fein gehackt
2 Kohlrabi, mit dem Spiralschneider zu Spaghetti gedreht
2 EL Tomatenmark
2 Knoblauchzehen, fein gehackt, 3 EL Olivenöl
250 g Kirschtomaten, in Stücke geschnitten
n. B. Kurkuma, n. B. Basilikum
n. B. Oregano, Salz und Pfeffer
1 EL Reissirup

Zubereitung:

In einem Topf die Kohlrabi Spaghetti in Salzwasser 2 Minuten kochen, dann abgießen und mit 1 EL Olivenöl vermischen. In einer Pfanne das Olivenöl erhitzen und die Zwiebeln und Knoblauch anbraten, den Reissirup und das Tomatenmark einrühren. Die Tomaten hinzufügen und mit den Gewürzen würzen, für 5 Minuten köcheln lassen und nochmal mit Salz und Pfeffer abschmecken. Die Spaghetti auf Tellern anrichten und mit der Soße servieren.

Kokos-Gemüse-Suppe mit Erdnüssen

Zutaten für 2 Portionen:

150 g Kürbis oder Möhren, mit dem Spiralschneider zu Spaghetti gedreht
200 g Zucchini, mit dem Spiralschneider zu Spaghetti gedreht
½ Bund Frühlingszwiebel, in Ringe geschnitten
100 g braune Champignons, putzen und würfeln
200 ml Kokosmilch
½ rote Paprika, in Stücke geschnitten
1 EL Öl, 1 TL Curry
1 Knoblauchzehe, fein gehackt
250 ml Gemüsebrühe (möglichst ohne Hefe)
1 TL frisch geriebener Ingwer
1 TL Kurkuma, 1 EL Sojasauce
1 TL Sesamöl, ½ Stängel Zitronengras
2 EL Erdnüsse, grob gehackt
Meersalz und Pfeffer nach Geschmack
1 EL Mungobohnensprossen

Zubereitung:

In einem großen Topf das Öl erhitzen und den Knoblauch anbraten, die Champignons und die Paprikastücke hinzufügen und kurz mitbraten. Mit der Kokosmilch und der Gemüsebrühe ablöschen. Alle weiteren Zutaten, bis auf die Erdnüsse und Sprossen, unterrühren und ein paar Minuten köcheln lassen. Das Zitronengras entfernen. Die Suppe auf Tellern anrichten und mit den Erdnüssen und Sprossen garnieren.

Suppe mit Curry und Linsen

Zutaten für 4 Portionen:
4 EL Sojajoghurt
800 ml Gemüsebrühe, 80 g rote Linsen
2 Stangen Staudensellerie, zu Spaghetti gedreht (Staudengrün behalten)
1 Prise Salz und Pfeffer, 4 TL Currypulver

Zubereitung:
In einem Topf die Linsen mit der Gemüsebrühe aufkochen, Curry hinzufügen und 6 Minuten köcheln lassen. Die Spaghetti unterrühren und weitere 3 Minuten kochen lassen. Mit Salz und Pfeffer abschmecken. Das Grün von den Selleriestangen zerhacken. Die Suppe in Teller füllen, mit dem Grün garnieren und einem Klecks Joghurt anrichten.

Gurkenspaghetti mit Glasnudeln

Zutaten für 2 Personen:

1 Packung Glasnudeln
1 große Gurke, mit dem Spiralschneider zu Spaghetti gedreht
3 EL Sojasauce, 1 Limette, gepresst
Koriander, Minze, Sesam

Zubereitung:

Nach Packungsanleitung die Glasnudeln kochen und abgießen. Den Limettensaft mit den restlichen Zutaten zu einem Dressing vermengen. Die Glasnudeln mit den Gurkenspaghetti vermischen und dem Dressing anrichten. Kurz abkühlen lassen und anschließend servieren.

Rohkostsalat mit Äpfeln und Möhren

Zutaten für 4 Portionen:
Saft und Schale einer halben Zitrone
1 Stück Ingwer, ca. 1 cm, gerieben
2 große Äpfel, mit dem Spiralschneider zu dünnen Spaghetti gedreht
4 große Möhren, mit dem Spiralschneider zu dünnen Spaghetti gedreht
2 EL Mandelmus, 1 TL Agavendicksaft
4 EL Mandelblättchen, Prise Salz

Zubereitung:
Verrühren Sie zunächst das Mandelmus mit einer guten Prise Salz, dem Agavendicksaft, dem Zitronenabrieb, dem Saft der Zitrone und dem geriebenen Ingwer in einer Schüssel. Geben Sie nun die Apfel- und Möhrenspaghetti hinzu und vermengen Sie diese mit dem Dressing. Sie können die Mandelblättchen in einer Pfanne ohne Fett kurz anrösten und dem Salat anschließend vorsichtig unterheben. Optional kann der Salat mit 2 EL Rosinen ergänzt werden, für alle die es etwas süßer mögen.

Asiatischer Glasnudelsalat mit Gurkenspaghetti und Minze

Zutaten für 4 Portionen:

2 Salatgurken, mit dem Spiralschneider zu Spaghetti gedreht, 4 EL Sojasauce
200g Glasnudeln, 1 TL Honig, Saft von 2 Limetten
2 EL Olivenöl, 1 TL Chili
1 Bund frische Minze, fein geschnitten
2 EL gerösteter Sesam, Salz und Pfeffer

Zubereitung:

Als erstes bereiten Sie die Glasnudeln nach Packungsanweisung zu und lassen diese etwas auskühlen. Anschließend vermengen Sie diese mit den Gurken-Spaghetti. Mischen Sie nun ein Dressing aus den übrigen Zutaten an, welches Sie über den Nudeln verteilen und gut vermengen. Vor dem Anrichten verteilen Sie den Sesam und die Minze über dem Salat.

Salate

Gurkensalat mit Tomaten

Zutaten für 2 Portionen:

1 Salatgurke, in dünne Scheiben geschnitten
1 Frühlingszwiebel
10 Cocktailtomaten, geviertelt
1 Frühlingszwiebel, dünn geschnitten
1 Basilikumtopf, gehackt
Öl
Pfeffer & Meersalz

Zubereitung:

Die Salatgurke mit Salz bestreuen und eine halbe Stunde ziehen lassen. Dann die Gurkenscheiben auf einem großen Teller auslegen. Die Tomaten und die Frühlingszwiebeln darauf verteilen. Alles mit Pfeffer und Meersalz bestreuen, Öl beträufeln und Basilikum darüber verteilen.

Avocado- Erbsensalat mit Minze

Zutaten für 2 Portionen:

1 reife Avocado, in Würfel geschnitten
500 g Erbsen, frisch
Olivenöl
1 Spritzer frischen Zitronensaft
Salz und Pfeffer
5 Blätter frische Minze, gehackt

Zubereitung:

Die Erbsen kochen, bis sie bissfest sind. Abgekühlte Erbsen mit der Avocado in einer Schüssel mischen. Olivenöl, Zitronensaft, Pfeffer und Salz zu einem Dressing mischen und unterheben. Minze darüber garnieren.

Möhren-Mango-Salat mit Rucola

Zutaten für 2 Portionen:

3 Möhren, fein gerieben
1 reife Mango, gewürfelt
150 g Rucola
4 EL Olivenöl
4 EL Balsamico, hell
2 EL Pinienkerne, leicht angeröstet
Salz und Pfeffer
Kräuter, frisch oder TK
etwas Muskat

Zubereitung:

Möhren, Mango und Rucola in einer Schüssel mischen. Öl, Essig, Muskat und Kräuter verrühren und unter den Salat mischen. Pinienkerne vor dem Servieren über den Salat geben.

Taboulé

Zutaten für 2 Portionen:

250 g feinkörniger Bulgur, nach Anleitung gekocht
1 Salatgurke, in kleinen Würfeln
6 Tomaten, in kleinen Würfeln
5 Frühlingszwiebeln, in dünnen Scheiben
1 TL Tomatenmark
5 EL Petersilie, gehackt
5 EL Pfefferminze, gehackt
3 EL Zitronensaft
4 EL Olivenöl
Salz und Pfeffer

Zubereitung:

Gemüse mit der Petersilie und der Minze gut vermischen. Zitronensaft, Tomatenmark und Olivenöl vermischen mit Salz und Pfeffer abschmecken. Dann unter den Salat heben und mit dem Bulgur mischen. 2-3 Stunden kühl stellen und durchziehen lassen.

Eisbergsalat mit warmen Champignons und Honig-Senf-Dressing

Zutaten für 4 Portionen:

1 Eisbergsalat, in kleine Stücke
2 rote und 2 gelbe Paprika, in schmalen Streifen
500 g braune Champignons, in Streifen
1 Dose Mais
500 g Cocktailtomaten, geviertelt
1 rote Zwiebel, fein gewürfelt
500 ml Gemüsebrühe
2 EL Olivenöl
4 EL Senf nach Wahl
10 EL Balsamico-Essig
4 EL Agavendicksaft
2 EL versch. Kräuter
Salz und Pfeffer
Öl zum Braten

Zubereitung:

Die Zwiebel mit dem Öl anbraten und die Champignons dazugeben und mitbraten. Mit Salz und Pfeffer abschmecken. Dann mit der Gemüsebrühe ablöschen und völlig einreduzieren lassen. Balsamico- Essig mit dem Öl, dem Senf und dem Agavendicksaft vermischen. Mit Salz und Pfeffer abschmecken. Den Eisbergsalat, den Mais, die Paprikastreifen und die Cocktailtomaten auf Teller verteilen. Dann die warmen Champignons drauflegen. Das Dressing darauf verteilen und zum Schluss alles mit den frischen Kräutern garnieren.

Kräuterkarottensalat pikant

Zutaten für 2 Portionen:

500 g Karotten, dünn gehobelt
1 Zwiebel, fein gewürfelt, 1 EL Zitronensaft
3 Knoblauchzehen, fein gewürfelt, 5 EL Olivenöl
4 EL Zitronensaft mit 100ml Wasser
1 Chilischote, fein gewürfelt, 1 TL Paprikapulver
5 Zweige Basilikum, klein gehackt, Meersalz, Pfeffer
5 Zweige glatte Petersilie, klein gehackt

Zubereitung:

Die Zwiebel und den Knoblauch in 2 EL Olivenöl andünsten. Dann die Karotten zugeben. Kurz anbraten und mit dem Zitronenwasser aufgießen. Bei kleiner Hitze 10 Minuten köcheln lassen. Ab und zu umrühren. Nun die Chili entkernen und fein würfeln. 1 EL Zitronensaft,3 EL Olivenöl, Salz, Pfeffer, Zucker und das Paprikapulver verrühren. Die bissfest gegarten Karotten in eine Schüssel geben und mit der Chili und den Kräuter mischen. Mit der Soße vermengen und an einen gekühlten Ort noch eine Stunde durchziehen lassen.

Erdbeer -Spargel- Salat

Zutaten für 2 Portionen:

250 g Erdbeeren, halbiert, 1 Salatherz
250 g grüner Spargel, geschält und in schräge Stücke geschnitten, 250 g weißer Spargel, geschält und in schräge Stücke geschnitten
1 Kresse, 4 EL Rapsöl, 3 EL weißer Balsamico
1 EL Walnussöl, 1 EL Puderzucker
25 g Pinienkerne, ohne Fett angeröstet
Salz und Pfeffer, 100ml Gemüsebrühe

Zubereitung:

In Salzwasser den weißen Spargel 12-15 Minuten bissfest garen. Den Puderzucker in einer Pfanne leicht karamellisieren, dann die grünen Spargelstücke kurz anbraten und mit der Gemüsebrühe aufgießen, dann 5 Minuten bissfest garen. Balsamico, Rapsöl, Walnussöl und die Hälfte der Kresse mischen und mit Salz und Pfeffer abschmecken. Den Spargel mit dem Dressing mischen und marinieren. Einen Teller mit Salat auslegen, dann die Erdbeeren darauf verteilen. Den marinierten Spargel auf dem Salat verteilen und mit der restlichen Kresse und den Pinienkernen garnieren.

Vegan FOOD

Kürbissalat mit Tomate

Zutaten für 2 Portionen:

300 g Kürbis, Sorte nach Belieben, fein geraspelt
2 Tomaten, klein gewürfelt
3 Gewürzgurken, klein gewürfelt
1 kleine Zwiebel, klein gewürfelt
3 EL Rapsöl
2 EL Kräuteressig
Salz, Zucker
etwas Schnittlauch, gehackt

Zubereitung:

Die Gewürzgurken, den Kürbis, die Tomaten und die Zwiebel und in eine Schüssel geben. Aus Essig, Öl, Salz und Zucker ein Dressing mischen und unter den Salat heben. Schnittlauch darüber streuen. Alles gut miteinander durchmischen und mindestens 5 Stunden gut durchziehen lassen.

Apfel – Möhren- Salat mit Walnüssen und Orangenvinaigrette

Zutaten für 2 Portionen:
2 große rote Äpfel, gerieben
300 g Möhren, gerieben
3 EL Walnüsse, grob gehackt

Für die Vinaigrette:
4 EL Rapsöl, 2 EL Balsamico Essig, hell
1 Orange, ausgepresst
1 cm frischen Ingwer, gerieben
etwas Salz und Pfeffer

Zubereitung:
Für die Vinaigrette den Orangensaft in einer großen Schüssel mit dem Ingwer mischen. Mit Öl, Essig, Salz und Pfeffer verrühren. Möhren und Apfel in die Schüssel geben und alles miteinander gut durchmischen. Mind. 30 Minuten im Kühlschrank ziehen lassen. Walnüsse vor dem Servieren über den Salat streuen.

Suppen

Indischer Linseneintopf

Zutaten für 2 Portionen:
2 rote Paprika, gewürfelt, 300 g rote Linsen
1 Bund Frühlingszwiebeln, in Ringe geschnitten
1 Dose geschälte Tomaten
500 ml Gemüsebrühe
200 ml Kokosmilch, 3 EL Öl
2cm Ingwer, klein gehackt
2 Knoblauchzehen, klein gehackt
Pfeffer, 1 EL Salz, 3 TL Currypulver
2 TL Senfsamen

Zubereitung:
Die Senfsamen mit dem Currypulver und in einem heißen Topf rösten. Öl, Knoblauch und Ingwer dazugeben. Kurz anbraten und danach die Linsen und die Paprikawürfel dazugeben und kurz mitanbraten. Mit der Gemüsebrühe ablöschen und die Kokosmilch mit die geschälten Tomaten dazugeben und bei geringer Hitze 20 Minuten köcheln lassen, bis die Linsen weich sind. Dann die Frühlingszwiebeln dazugeben und mit Salz und Pfeffer abschmecken.

Bohnen- Kichererbsen-Eintopf

Zutaten für 2 Portionen:

300 g Kichererbsen, 1 Dose Kidneybohnen
1 Paprika, grün, in Scheiben geschnitten
3 Tomaten, gewürfelt, 3 Zwiebeln, gewürfelt
4 Knoblauchzehen, fein gehackt
2 EL Tomatenmark, 3 EL Sojasauce
250 ml Gemüsebrühe, Öl, 1 Prise Zucker
Paprikapulver, Kräutersalz
Pfeffer

Zubereitung:

Kichererbsen über Nacht einweichen lassen und danach eine Stunde garkochen. Öl in einer Pfanne erhitzen und Zwiebeln darin glasig dünsten. Paprika dazugeben und mitanbraten. Tomatenmark mit Zucker und Paprikapulver auf dem Topfboden anrösten. Bohnen, Kichererbsen, Knoblauch und Tomaten dazugeben und mit der Gemüsebrühe ablöschen. Dann die Paprika dazugeben und alles aufkochen lassen. Mit Sojasauce, Kräutersalz und Pfeffer abschmecken.

Hackfleischtopf

Zutaten für 2 Portionen:

100 g feines Sojageschnetzeltes
1 Zwiebel, gewürfelt
1 Stange Lauch, in Streifen geschnitten
4 EL Tomatenmark
¾ Liter Gemüsebrühe
1 TL mittelscharfer Senf
½ TL edelsüßes Paprikapulver
½ TL Salz, ½ TL Zucker
200 ml Sojasahne
Harissa
Pfeffer

Zubereitung:

Das Sojageschnetzelte nach Packungsanweisung zubereiten. Die Zwiebeln in Öl anbraten und das Sojageschnetzelte dazugeben. Tomatenmark unterrühren und mit der Brühe ablöschen. Den Senf und die Gewürze dazugeben. 15 Minuten köcheln lassen und zwischendurch umrühren. Dann die Sojasahne unterrühren und mit Harissa abschmecken.

Kürbiscremesuppe

Zutaten für 4 Portionen:

1 Hokkaido Kürbis, 2 große Kartoffeln
1/4 Knolle Sellerie, 500 g Möhren
1 Knoblauchzehe
1 Zwiebel, klein geschnitten
1 Ingwer, ca. 3 cm, in feinen Scheiben geschnitten
1 kleine Chilischoten, 750 ml Gemüsebrühe
1 Dose Kokosmilch
1/2 TL Currypulver
Salz und Pfeffer, Muskat, Öl

Zubereitung:

Kürbis, Möhren, Kartoffeln und Sellerie in Würfel schneiden. In einem großen Topf Zwiebeln und Knoblauch in etwas Öl kurz anbraten, dann das Gemüse dazugeben und weiterbraten. Mit Currypulver würzen und mit Brühe ablöschen. Bei geringer Hitze ca. 30 Minuten köcheln lassen. Dann alles pürieren, mit den Gewürzen abschmecken und die Kokosmilch unterrühren. Nochmal kurz aufkochen lassen.

Kürbissuppe mit Kokos und Ingwer

Zutaten für 2 Portionen:

400 g Hokkaido Kürbis, in kleine Würfel geschnitten
1 Kartoffel, klein geschnitten
1 kleine Zwiebel, klein geschnitten
½ Ingwer, klein geschnitten
1/2 Dose Kokosmilch
1 TL rote Currypaste
300 ml Gemüsebrühe
evtl. Kürbiskerne

Zubereitung:

Kokosmilch im Topf erhitzen, Currypaste dazugeben. Dann Zwiebeln und Ingwer rein und 5 Minuten anschwitzen. Kürbis und Kartoffel zugeben und nochmal 5 Minuten mitdünsten. Mit Gemüsebrühe ablöschen. Alles ca. 30 Minuten weichkochen lassen und anschließend pürieren. Dann die gerösteten Kürbiskerne auf die Suppe garnieren.

Kartoffeleintopf mit Linsen

Zutaten für 4 Portionen:

1/2 kg Kartoffeln, gewürfelt
1 Paprikaschote, gewürfelt
1 kleine Zucchini, in Scheiben geschnitten
2 Karotten, geschält und in Scheiben geschnitten
1 Dose gehackte Tomaten
100 g rote Linsen
1 Zwiebeln, klein gewürfelt
2 Knoblauchzehen, fein gehackt
300 ml Gemüsebrühe
1 EL Paprikapaste
2 EL Tomatenmark
Apfelessig
Paprikapulver, scharf
Muskat, frisch gerieben
Pfeffer und Salz
Zucker

Zubereitung:

Die Linsen nach der Packungsanleitung zubereiten und dann mit kaltem Wasser abspülen. Zwiebeln und Knoblauch in Olivenöl in einem großen Topf erhitzen und dann das Gemüse dazugeben. Mit Salz, Zucker und Pfeffer würzen. Das Ganze etwa 5 Minuten anbraten und häufig umrühren. Mit der Gemüsebrühe ablöschen und ca. 15 Minuten köcheln lassen. Den Topf vom Herd nehmen, die Linsen dazugeben und alles mit Tomatenmark und der Paprikapaste andicken. Apfelessig dazu geben, mit Salz, Pfeffer, Paprikapulver und der Muskatnuss abschmecken. Etwa 1 Stunde ziehen lassen und dann erneut erhitzen.

Tomatensuppe mit Reis

Zutaten für 2 Portionen:

500 ml passierte Tomaten
50 g Reis
200 ml Gemüsebrühe
etwas Kokosmilch
etwas gehacktes Rosmarin
Salz und Pfeffer

Zubereitung:

Reis in Wasser garkochen. Die passierten Tomaten in einem Topf zum Kochen bringen und mit Gemüsebrühe ablöschen und mit Salz und Pfeffer abschmecken. Den Reis kurz mitkochen. Mit Rosmarin sowie etwas Kokosmilch anrichten.

Kokossuppe mit Süßkartoffel

Zutaten für 2 Portionen:

2 Süßkartoffeln, klein geschnitten
10 Kirschtomaten, halbiert
4 Frühlingszwiebeln, in Ringe geschnitten
8 Champignons, halbiert
1 EL Limettensaft
750 ml Gemüsebrühe
200 ml Kokosmilch
1 TL Ingwer
Salz
etwas Koriandergrün

Zubereitung:

Die Süßkartoffel in der Gemüsebrühe 5 Minuten kochen. Kokosmilch, Ingwer, Limettensaft, die Pilze und die Tomaten dazugeben und weitere 5 Minuten köcheln lassen. Die Frühlingszwiebeln dazugeben und kurz ziehen lassen. Mit Salz abschmecken und dem Koriander bestreuen. Kann auch gerne püriert werden.

Möhren-Mango-Suppe

Zutaten für 2 Portionen:

1 reife Mangos, gewürfelt
400 g Möhren, in Scheiben geschnitten
1 Schalotte, klein gewürfelt
½ rote Chilischote, in feine Ringe geschnitten
1 Ingwer, etwa 2cm, klein gewürfelt
1/2 TL Currypulver
150 g Kokosmilch
2 EL Rapsöl
1/2 Liter Gemüsebrühe
Salz und Pfeffer
etwas Limettensaft

Zubereitung:

Rapsöl in einem Topf erhitzen. Dann Möhren, Schalotten, Ingwer und Curry mitandünsten. Mit der Brühe ablöschen, Mango und Chili zugeben. Ca. 15 Minuten bei niedriger Hitze zugedeckt köcheln lassen. Die Suppe pürieren, die Kokosmilch zugeben und nochmals erhitzen. Mit Salz, Pfeffer und Limettensaft abschmecken.

Rote Linsen-Kokossuppe

Zutaten für 4 Portionen:

1 kleine Zwiebel, klein gewürfelt
1 Knoblauchzehe, klein gewürfelt
1 Stange Staudensellerie, in kleine Würfel geschnitten
1 rote Paprikaschote, in kleine Würfel geschnitten
1 Möhre, in Scheiben geschnitten
2 cm Ingwerwurzel, gewürfelt
1 TL mildes Currypulver
150 g rote Linsen
600 ml Gemüsebrühe
300 ml Kokosmilch
1 EL Limettensaft
Salz
Cayennepfeffer
Thai-Basilikum
Öl

Zubereitung:

Öl in einem Topf erhitzen und Zwiebel, Knoblauch, Ingwer und das Currypulver darin etwa 1 Minute andünsten.

Die Linsen in einem Sieb waschen, abtropfen lassen und mit Paprika, Sellerie und Möhre in den Topf geben. Kokosmilch und Gemüsebrühe dazu gießen und aufkochen lassen. Dann 20-25 Minuten köcheln lassen, bis das Gemüse weich ist und die Linsen zerfallen. Die Suppe pürieren und durch ein Sieb fein passieren. Die Suppe mit Cayennepfeffer, Limettensaft und Salz würzen und mit dem fein geschnittenen Thai-Basilikum garnieren.

Feine Möhrensuppe mit Ingwer

Zutaten für 2 Portionen:

500 g Möhren, gewürfelt
1 Zwiebeln, gewürfelt
1/2 TL frischen Ingwer, fein gehackt
1/2 Liter Wasser, 2 EL Olivenöl
1 TL Gemüsebrühe
125 ml frisch gepressten Orangensaft
Chiliflocken
1/2 TL Currypulver
Glatte Petersilie, in feine Streifen geschnitten
Salz und Pfeffer

Zubereitung:

Das Olivenöl in einem großen Topf erhitzen und das Gemüse mit dem Ingwer darin anbraten, dann das Currypulver dazugeben. Die Gemüsebrühe, den Orangensaft und das Wasser hinzugeben. Alles aufkochen lassen und etwa 15 Minuten zugedeckt köcheln lassen. Dann wird die Suppe feinpüriert. Die Suppe mit Salz, Pfeffer und Chiliflocken abschmecken und mit der Petersilie garnieren.

Kartoffelsuppe aus Schlesien

Zutaten für 2 Portionen:

400 g Kartoffeln, klein gewürfelt
400 g Suppengemüse (Möhren, Porree, Sellerie) klein gewürfelt
750 ml Gemüsebrühe
2 EL Öl
1 kleine Zwiebel
50 ml Soja – Creme
1 Bund glatte Petersilie
Salz und Pfeffer
Majoran
Thymian

Zubereitung:

Das Gemüse mit dem Olivenöl kurz anbraten, Gemüsebrühe dazugeben und etwa 20 - 30 Minuten garen, bis das Gemüse weich ist und danach pürieren. Die Sojacreme unter die Suppe rühren und mit Salz, Pfeffer, Thymian, Majoran würzen. Die Suppe mit der Petersilie garnieren.

Brokkolisuppe mit Mandeln

Zutaten für 2 Portionen:

500 g Brokkoli, in Röschen zerteilt
50 g gemahlene Mandel
250 ml Sojamilch
750 ml Gemüsebrühe
Salz und Pfeffer

Zubereitung:

Den Ofen auf 180 °C vorheizen. Die Mandeln auf ein mit Backpapier ausgelegtes Backblech streuen und 10 Minuten im Ofen bräunen. Die Brokkoliröschen ca. 6-7 Minuten dämpfen. Den Brokkoli, die Brühe, die Sojamilch und die gerösteten Mandeln in einem Topf pürieren. Mit Salz und Pfeffer abschmecken. Danach die Suppe wieder erhitzen. Ggf. kann noch Brühe hinzugefügt werden, um die Suppe noch sämiger zu machen.

Süßkartoffelsuppe mit Bananen

Zutaten für 2 Portionen:

500 g Süßkartoffeln, gewürfelt
500 g Karotten, geraspelt, 4 Bananen, zerdrückt
1 Bund Lauchzwiebeln, klein geschnitten
400 ml Kokosmilch, 1 Liter Gemüsebrühe
1 EL Anissamen, gemahlen, 1 EL geriebenen Ingwer
Chilipulver, Currypulver, frische Minze, gehackt
Olivenöl, Salz und Pfeffer

Zubereitung:

Die Süßkartoffeln weichgaren. Öl in einem Topf erhitzen, die geraspelten Karotten und Lauchzwiebeln darin kurz andünsten. Die Gemüsebrühe dazugeben und 5 Minuten köcheln lassen. Anschließend die Süßkartoffeln mit den Bananen, dem Ingwer und den gemahlenen Anissamen in den Topf dazugeben. Alles kurz aufkochen lassen und vom Herd nehmen. Die Kokosmilch dazugeben und pürieren. Mit Chili, Curry, Salz und Pfeffer abschmecken. Noch mal kurz aufkochen und mit der gehackten Minze garnieren.

Brokkolicremesuppe

Zutaten für 2 Portionen:

1 Brokkoli
5 Kartoffeln, gewürfelt
1 große Zwiebel, in Scheiben geschnitten
1 Knoblauchzehe
2 EL Margarine
5 EL Sojamilch
500 ml Gemüsebrühe
Salz

Zubereitung:

Kartoffeln, Zwiebel und Knoblauch in einen Topf geben und in der Gemüsebrühe 5 Minuten kochen. Brokkoliröschen abtrennen und die Stiele kleinschneiden, in die Suppe geben und 15 Minuten kochen. Margarine und Sojamilch dazugeben und pürieren. Mit Salz abschmecken und nochmal kurz aufkochen lassen.

Champignoncremesuppe

Zutaten für 2 Portionen:

250 g Champignons, in Scheiben geschnitten
1 Zwiebel, gewürfelt
1 Kartoffel, in dünne Scheiben geschnitten
2 EL Margarine
1 EL Mehl
250 ml Gemüsebrühe
5 EL Sojamilch
2 EL Essig
1 EL Zitronensaft
Pfeffer
Petersilie, gehackt

Zubereitung:

Zwiebel und Champignons in einem EL Margarine andünsten und das Mehl unterrühren. Kartoffelscheiben dazugeben und mit Gemüsebrühe und Essig ablöschen. Solange kochen lassen bis die Kartoffeln gar sind. Suppe vom Herd nehmen und pürieren. Sojamilch, Zitronensaft und ein EL Margarine dazuzugeben und mit Pfeffer abschmecken. Mit Petersilie garnieren.

Lauchsuppe

Zutaten für 2 Portionen:

1 Stange Lauch, in Scheiben geschnitten
4 EL Weizenmehl
4 EL Margarine
500 ml Gemüsebrühe
6 EL Sojamilch
2 EL Zitronensaft

Zubereitung:

Den Lauch in der Margarine andünsten. Mehl dazugeben, damit es sich mit der Margarine verbinden kann. Sojamilch, Gemüsebrühe und Zitronensaft dazugeben, und kurz aufkochen lassen.

Orangen-Karotten Suppe

Zutaten für 2 Portionen:
500 g Karotten, in Scheiben geschnitten
1 Orange, gewürfelt, 1 Zwiebel, gewürfelt
500 ml Gemüsebrühe, 100 ml Kokosmilch
100 ml Orangensaft, 4 EL Butter
1 TL Zucker
1 Stange Zitronengras
1 TL Currypulver
Cayennepfeffer
Salz
etwas Koriandergrün, gehackt

Zubereitung:
Butter in einem Topf schmelzen und die Zwiebel darin glasig dünsten. Den Zucker dazugeben und leicht karamellisieren lassen. Currypulver und Zitronengras dazugeben und kurz mit andünsten. Karotten und Orangen dazugeben und mit der Brühe, dem Orangensaft und der Kokosmilch ablöschen und 30 Minuten köcheln lassen. Die Suppe pürieren und mit Salz und Cayennepfeffer abschmecken. Mit Koriandergrün garnieren.

Schnelle Gemüsesuppe mit Nudeln

Zutaten für 2 Portionen:

3 Möhren, in dünne Scheiben geschnitten
1 Schalotte, klein geschnitten
1 Zucchini, in dünne Scheiben geschnitten
3 Tomaten, gehackt
1 gelbe Paprikaschote, klein gewürfelt
100 g Nudeln, 1 Liter Gemüsebouillon
Schnittlauch, fein geschnitten
Petersilie, fein geschnitten
Öl, Pfeffer und Salz

Zubereitung:

Das Öl In einem Topf erhitzen. Die Schalotte dazugeben und kurz andünsten. Gemüsebrühe dazugeben und aufkochen lassen. Möhren in die Brühe geben und ca. 2 Minuten kochen lassen, dann die Zucchini und die Nudeln dazugeben und 5 Minuten bei mittlere Hitze kochen. Die Paprika- und Tomatenwürfel hinzufügen und nochmal 5 Minuten kochen. Mit Salz und Pfeffer abschmecken und mit Schnittlauch und Petersilie garnieren.

Gemüse- Erdnusseintopf

Zutaten für 2 Portionen:
½ Weißkohl, klein geschnitten
1 große Zwiebel, klein geschnitten
3 Möhren, klein geschnitten
1 Paprika, klein geschnitten, 1 Dose Mais
1 Dose Kidneybohnen, 1 Pck. passierte Tomaten
400 ml Gemüsebrühe, 5 EL Erdnussbutter
2 TL Thymian, 3 TL Cayennepfeffer
1 TL Paprikapulver, 3 TL Senf, 2 EL Kreuzkümmel
etwas Mangosaft, Salz und Pfeffer

Zubereitung:
Weißkohl und Möhren in Wasser vorkochen. Zwiebel und Paprika in Öl anbraten. Cayennepfeffer, Kreuzkümmel und Senf dazugeben und kurz mitbraten. Mit der Brühe ablöschen und die passierten Tomaten dazugeben und 5 Minuten kochen lassen. Erdnussbutter, Thymian und Paprikapulver dazugeben und gut durchrühren. Kidneybohnen und Mais dazugeben und nochmals aufkochen lassen. Mit Mangosaft, Salz und Pfeffer abschmecken.

Rote Bete - Möhren - Suppe

Zutaten für 2 Portionen:

200 g Möhren, klein geschnitten
250 g geschälte Rote Bete, klein geschnitten
1 Zwiebel, gewürfelt
1 kleines Stück Sellerie, geschnitten
4 Kartoffeln, gewürfelt
750 ml Gemüsebrühe
2 EL Öl
Meerrettich, frisch oder aus dem Glas
Salz und Pfeffer

Zubereitung:

Die Zwiebeln in Öl anbraten und Sellerie dazu geben. Das Gemüse dazugeben, mit anbraten und mit der Brühe ablöschen. Kochen lassen, bis das Gemüse gar ist. Mit Salz, Pfeffer und Meerrettich abschmecken.

Curry - Apfel - Suppe mit Ingwer

Zutaten für 2 Portionen:

2 Kartoffeln, klein gewürfelt
5 cm Ingwer, gepresst
500 ml Kokosmilch
300 ml naturtrüben Apfelsaft
6 EL Currypulver
3 EL Gemüsebrühe (Pulver)

Zubereitung:

Kokosmilch und Apfelsaft in einem Topf aufkochen lassen. Gemüsebrühe- und Currypulver dazugeben und umrühren. Den Ingwer und die Kartoffeln zur Suppe geben. Wenn die Kartoffeln gar sind, mit einem Pürierstab pürieren.

Kartoffelsuppe mit Pilzen

Zutaten für 2 Portionen:

300 g Kartoffeln, in kleine Würfel geschnitten
100 g braune Champignons, in Scheiben geschnitten
1 Zwiebel, klein geschnitten
1 EL Rapsöl
300 ml Gemüsebrühe
Muskat
Salz und Pfeffer

Zubereitung:

Öl in einem Topf erhitzen und Zwiebeln darin glasig dünsten. Kartoffeln dazugeben und mitdünsten. Mit der Gemüsebrühe ablöschen und die Suppe 15 Minuten köcheln lassen. Etwa die Hälfte der Suppe pürieren und mit dem Rest der Suppe mischen. Die Champignons dazugeben und etwa 5 Minuten mitköcheln lassen. Dann die Suppe mit Salz, Pfeffer und Muskat abschmecken.

Pikante Bananen - Kokos - Suppe

Zutaten für 2 Portionen:

1 reife Banane, in dünne Scheiben geschnitten
3 Frühlingszwiebeln, in dünne Scheiben geschnitten
2 Chilischoten, in dünne Scheiben geschnitten
1 Knoblauchzehe, fein gehackt
500 ml Gemüsebrühe
250 ml Kokosmilch
2 EL Rapsöl
Salz und Pfeffer
Zucker

Zubereitung:

Das Öl in einer Pfanne erhitzen und die Frühlingszwiebeln, den Knoblauch und die Chilischoten kurz anbraten. Mit der Gemüsebrühe und der Kokosmilch ablöschen und die Suppe zum Kochen bringen. Mit Pfeffer, Salz und Zucker abschmecken und alles 5 Minuten köcheln lassen. Dann die Banane dazugeben und die Suppe pürieren und nochmal kurz aufkochen lassen.

Linsensuppe

Zutaten für 2 Portionen:

150 g rote Linsen
1 große Zwiebel, klein geschnitten
1 Knoblauchzehe, klein geschnitten
150 g Räuchertofu, in kleine Würfel geschnitten
7 EL Tomatenmark
1 EL Sojasauce, 1 Liter Gemüsebrühe
Olivenöl, Zitronensaft
Chilipulver
Currypulver, Kreuzkümmel
Pfeffer und Salz

Zubereitung:

Die Zwiebel in Olivenöl leicht anbraten. Knoblauch, Linsen und Tomatenmark zugeben und kurz anbraten und mit der Gemüsebrühe ablöschen. Mit etwas Kreuzkümmel, Curry, Pfeffer und Zitronensaft abschmecken. Für die Schärfe Chilipulver zugeben. Alles aufkochen lassen, mit Salz abschmecken und dann pürieren. Etwa 15 Minuten köcheln lassen. Den Räuchertofu dazugeben und mit Sojasauce abschmecken.

Kokos – Suppe mit Zitronengras

Zutaten für 2 Portionen:

10 Zuckerschoten, klein geschnitten
10 Minimaiskolben, gedrittelt
5 Stängel Zitronengras
1 kleines Stück Ingwer, klein gehackt
4 Frühlingszwiebeln, in Ringe geschnitten
¾ Liter Gemüsebrühe
250 ml Kokosmilch, 2 EL Rapsöl
Kurkuma, Limettensaft

Zubereitung:

Zitronengras waschen und mit einem Mörser aufschlagen. Öl in einer Pfanne erhitzen und das Gemüse mit dem Ingwer darin anbraten. Mit Limettensaft abschmecken, mit der Gemüsebrühe ablöschen und kurz aufkochen lassen. Kurkuma dazugeben und 5 Minuten kochen lassen. Kokosmilch dazugeben und die Suppe 20 Minuten bei niedriger Hitze köcheln lassen. Zitronengras vor dem Servieren rausnehmen.

Zucchini - Kokos - Suppe

Zutaten für 2 Portionen:

600 g Zucchini, gewürfelt
1 kleine Zwiebel, klein gewürfelt
1 Knoblauchzehen, klein gehackt
½ Orange (Zesten)
2 EL Öl, 500 ml Gemüsebrühe
250 ml Kokosmilch, 1 TL gelbe Currypaste
3 Zweige Pfefferminze, klein gehackt
1 Bund Koriandergrün, klein gehackt
Salz und Pfeffer

Zubereitung:

Zwiebeln in Öl anbraten, bis sie glasig sind und dann die Currypaste dazugeben. Zucchini etwa 3 Minuten mitbraten. Mit Gemüsebrühe und Kokosmilch ablöschen, aufkochen lassen und bei niedriger Hitze ca. 10 Minuten köcheln lassen. Knoblauch, Koriandergrün und Pfefferminze mit den Orangenzesten mischen. Suppe pürieren, mit Salz und Pfeffer abschmecken und die Kräutermischung einrühren.

Gemüse - Grießsuppe

Zutaten für 2 Portionen:

3 Karotten, gehobelt
1 Stange Lauch, in kleine Streifen geschnitten
1 Stück Sellerie, gehobelt
Grieß
2 EL Öl
750 ml Gemüsebrühe
Salz und Pfeffer

Zubereitung:

Öl in der Pfanne erhitzen, das Gemüse dazugeben und leicht anbraten. Je nach Belieben Grieß dazugeben und mitbraten. Mit Gemüsebrühe aufgießen und mit Salz und Pfeffer würzen. Auf niedriger Stufe köcheln lassen, bis das Gemüse gar ist.

Tofu - Suppe

Zutaten für 2 Portionen:

75 g geräucherten Tofu
150 g Karotten, klein gewürfelt
1 Bund Frühlingszwiebel, in dünne Ringe geschnitten
100 g Champignons, in feine Scheiben geschnitten
1 Knoblauchzehe, klein gehackt
1 Liter Gemüsebrühe
2 EL Öl, 2 EL Weißwein
2 EL Sojasauce, 1 TL Agavensirup
gemahlener Ingwer
Chilipulver
geriebene Zitronenschale

Zubereitung:

Das Öl in einem Topf erhitzen und den Tofu braun anbraten. Den Knoblauch dazugeben und kurz mitanbraten. Die Karotten, die Champignons und die Frühlingszwiebeln dazugeben und unter Rühren 2-3 Minuten weiter braten. Mit der Gemüsebrühe ablöschen und mit Sojasauce, Agavensirup, Weißwein und den Gewürzen abschmecken.

Gazpacho

Zutaten für 2 Portionen:
2 Tomaten, ¼ rote Paprikaschote
¼ grüne Paprikaschote, ½ Gurke
1 kleine rote Zwiebel
1 Knoblauchzehe, 500 ml Tomatensaft
4 Scheiben veganes Weißbrot, in 1cm große Würfel geschnitten
4 EL Olivenöl
2 EL Weißweinessig
Etwas Zucker, Salz und Pfeffer

Zubereitung:
Paprikaschoten, Tomaten, Gurke, Zwiebeln klein hacken und mit der halben Knoblauchzehe in eine Schüssel geben und mischen. Tomatensaft, Essig, Öl dazugeben und verrühren. Dann mit Zucker, Salz und Pfeffer abschmecken und kalt stellen. Den Backofen auf 180°C vorheizen. Öl und die zweite Knoblauchhälfte mischen und über das Weißbrot träufeln. Dann auf einem Backblech ca. 10 Minuten goldbraun backen. Ab und zu wenden. Die Croutons mit der kalten Suppe servieren.

Thailändische Suppe

Zutaten für 2 Portionen:

100 g Champignons, in feine Scheiben geschnitten
100 g Austernpilze, in feine Scheiben geschnitten
3 Stangen Zitronengras
3 Frühlingszwiebeln, in feine Ringe geschnitten
1 rote Chilischote, in dünne Streifen geschnitten
5 cm Galgant-Wurzel (Thai-Ingwer), geschält und in Scheiben geschnitten
½ Limette, ausgepresst
200 ml Steinpilz-Hefebrühe
1 Dose Kokosmilch
5 Kaffir-Limetten-Blätter
½ Bund Korianderblätter
½ TL brauner Zucker

Zubereitung:

Die Steinpilz-Hefebrühe mit der Kokosmilch in einem Topf erhitzen. Die Zitronengrasstängel der Länge nach mehrfach einschneiden, mit dem Messer etwas platt drücken und jeweils zu einem Knoten binden.

Grüne Gartensuppe

Zutaten für 2 Portionen:

1 Karotte, in dünne Scheiben geschnitten
1 Selleriestangen, in dünne Scheiben geschnitten
1 kleine Zwiebel, klein gehackt
2 Handvoll frischer Spinat
1 kleiner Romana-Salatkopf, klein gezupft
1 l Gemüsebrühe
50 g Langkornreis
5 EL gehackte frische Petersilie
Cayennepfeffer
Salz und Pfeffer aus der Mühle

Zubereitung:

Gemüsebrühe aufkochen lassen. Karotte, Sellerie, Zwiebel und Reis hinzufügen und 30 Minuten abgedeckt köcheln lassen. Salat, Spinat und Petersilie in einen anderen Topf geben. Mit Wasser bedecken und einmal aufkochen lassen, sofort abgießen und zu der Brühe mit dem Gemüse geben. Mit Salz, Pfeffer und Cayennepfeffer abschmecken und dann die Suppe pürieren. Die Suppe kann je nach Geschmack noch mit Brühe verdünnt werden.

Italienische Minestrone

Zutaten für 2 Portionen:

1 Kartoffel, 1 Zucchini
1 kleine Zwiebel, 1 Selleriestange
1 Weißkohl, 1 Karotte
1 Dose gehackte Tomaten
1 Dose Mais, 1 Dose Kidneybohnen
¾ l Gemüsebrühe
250 g Sternchennudeln
3 EL frische Petersilie, gehackt
3 EL frisches Basilikum, gehackt
Salz und Pfeffer aus der Mühle

Zubereitung:

Alle Gemüsesorten waschen und klein schneiden. In einem großen Topf Gemüsebrühe aufkochen lassen und dann die Tomaten, die Kartoffel, die Zwiebel, den Sellerie, die Karotte, den Kohl und die Kräuter dazugeben. Nochmals aufkochen lassen und bei mittlerer Hitze 15 Minuten köcheln lassen. Dann Mais, Zucchini, Bohnen und Nudeln dazugeben und weitere 15 Minuten köcheln lassen, bis alles gar ist. Mit Salz und Pfeffer abschmecken.

Dips & Saucen

Gurken - Salsa

Zutaten für 2 Portionen:

1 Gurke
2 Schalotten, gewürfelt
Saft von einer Zitrone
4 EL Olivenöl, zum andünsten
3 EL Aprikosenkonfitüre
Chili, getrocknet
Salz und Pfeffer

Zubereitung:

Die Schalotten in Olivenöl glasig andünsten. Den Zitronensaft und die Aprikosenkonfitüre dazugeben. Mit Salz, Pfeffer und Chili abschmecken und abkühlen lassen. Die Gurke schälen und in sehr kleine Würfel schneiden. Die Soße dazugeben und gut durchrühren. 1 Stunde im Kühlschrank ziehen lassen.

Tsatsiki

Zutaten für 4 Portionen:

1 Gurke, grob gerieben
5 Knoblauchzehen, gepresst
100 ml vegane Mayonnaise
1 EL frisch gepresster Zitronensaft
1 EL frisch gehacktes Dillkraut
2 EL frische Minze
Salz und Pfeffer
Cayennepfeffer

Zubereitung:

Alle Zutaten in eine Schüssel geben und gut vermischen.
Nochmals abschmecken.

Scharfe Sauce, mediterran

Zutaten für 4 Portionen:

8 getrocknete Tomaten
100 g verschiedene Chilischoten, in Scheiben geschnitten
5 EL Wasser
2 EL Wasser von den getrockneten Tomaten
3 EL frisch gepressten Limettensaft
3 TL Apfelessig
Meersalz
1 TL Rohrzucker
1 Knoblauchzehe
1 TL Paprikapulver, geräuchert
3 EL Olivenöl

Zubereitung:

Getrocknete Tomaten in heißem Wasser für 15 Minuten einweichen. Die Tomaten und die restlichen Zutaten in einen Mixer geben, bis eine glatte Masse entsteht. In ein Glas füllen und kühl stellen. Hält eine Woche.

Grillmarinade

Zutaten für 4 Portionen:

2 Knoblauchzehen, gepresst
2 cm großes Stück Ingwer, fein gehackt
50 ml Sojasauce
50 ml Weißweinessig
1 EL Reiswein
1 EL Olivenöl
1 EL Wasser
1 EL chinesischer Fünf-Gewürze-Pulver
gemischte Kräuter, frisch und gehackt
Pfeffer

Zubereitung:

Alle Zutaten in einer Schüssel vermischen. Grillgut damit marinieren und für 24 Stunden abgedeckt ziehen lassen. Dann kann das marinierte Grillgut gegrillt werden.

Sesamsauce

Zutaten für 4 Portionen:

150 g Sesampaste
150 g Wasser
1 Knoblauchzehe, klein geschnitten
1 Zitrone, gepresst
1 Handvoll glatte Petersilie
Kreuzkümmel, im Mörser zerstoßen
Salz

Zubereitung:

Alle Zutaten in einen hohen Behälter geben und pürieren. Mit Kreuzkümmel und Salz abschmecken. Abkühlen lassen. Passt zu Salat, Pasta, Reis u.v.m.

Apfel - Feigen - Chutney

Zutaten 4 Portionen:

½ kg Äpfel, geschält und in Würfel geschnitten
2 frische Feigen, enthäutet und klein gestückelt
2 cm Ingwer, in kleine Stücke geschnitten
75 g Zucker
50 g gemahlene Mandeln
50 ml Honigessig
1 TL gelbes Senfpulver
etwas Salz

Zubereitung:

Äpfel, Ingwer, Mandeln, Senfpulver, Salz, Zucker und Essig vermengen und zum Kochen bringen. Alles für 30 Minuten dünsten lassen. Die Feigen in den Topf geben und 15 Minuten mitdünsten lassen. Das Chutney muss kochend heiß in verschließbare Gläser gefüllt werden, direkt verschließen und 5 Minuten auf dem Deckel stellen.

Salsa

Zutaten für 2 Portionen:

3 Tomaten, geschält, gewürfelt
1 Paprika, rot, gewürfelt
1 Paprika, grün, gewürfelt
2 Zwiebeln
1 Chilischoten
½ Zitrone, ausgepresst
1 TL Salz
1 EL Zucker

Zubereitung:

Das gewürfelte Gemüse und alle anderen Zutaten in einen Topf ohne Deckel geben und bei mittlerer Hitze 1,5 Stunden kochen, zwischendurch umrühren. Nach Belieben mit Salz und Zucker nochmals abschmecken.

Zigeunersoße

Zutaten für 2 Portionen:

1 Paprika, rot, in Streifen geschnitten
1 kleine Zwiebel, in Ringe geschnitten
1 Pck. passierte Tomaten
2 EL Tomatenmark
Olivenöl
Paprika, edelsüß
Curry
Salz und Pfeffer
Zucker

Zubereitung:

Olivenöl in einer Pfanne erhitzen und darin die Zwiebel und die Paprika anbraten. Das Tomatenmark und etwas Zucker dazugeben und kurz mitbraten. Die passierten Tomaten dazugeben. Mit den Gewürzen abschmecken und 15 Minuten bei schwacher Hitze köcheln lassen.

Aioli

Zutaten 4 Portionen:
5 große Knoblauchzehen
50 ml Rapsöl
50 ml Olivenöl
Zitronensaft
etwas grobes Meersalz

Zubereitung:
Die Knoblauchzehen und das Meersalz pürieren und unter ständigem Rühren abwechselnd Olivenöl und Rapsöl dazugeben. Mit Zitronensaft abschmecken.

Mayonnaise

Zutaten 4 Portionen:

100 ml Soja – Drink
4 EL Zitronensaft
8 EL Öl
1/2 TL Senf
etwas Salz
etwas Paprikapulver, edelsüß

Zubereitung:

Alle Zutaten, außer das Öl, in einen Mixer geben und auf die niedrigste Stufe stellen. Nach und nach das Öl dazugeben und so lange mixen, bis eine dicke, geschmeidige Masse entsteht. Kann in einem Schraubglas im Kühlschrank aufbewahrt werden.

Hummus

Zutaten für 4 Portionen:

300 g getrocknete Kichererbsen
2 Zehen Knoblauch
3 Zitronen, Saft
1 Bund glatte Petersilie
6 EL Olivenöl
4 EL Sesampaste
etwas Kreuzkümmel
2 TL Paprikapulver, edelsüß
Salz

Zubereitung:

Die Kichererbsen 12 Stunden in kaltem Wasser einweichen. Dann 1 Stunde weichkochen. Das Wasser abgießen und beiseitestellen. Alle Zutaten pürieren, außer Sesampaste und Zitronensaft, bis eine geschmeidige Masse entsteht. Etwas vom dem Kochwasser kann dazugegeben werden, wenn die Masse nicht cremig genug ist. Dann die Sesampaste und den Zitronensaft unterrühren und ab in den Kühlschrank.

Paprika-Hummus

Zutaten für 4 Portionen:

300 g Kichererbsen
1 Glas geröstete Paprika
2 Knoblauchzehen
2 EL Olivenöl
4 EL Zitronensaft
4 EL Sesampaste
1 TL Kreuzkümmel
Cayennepfeffer
Salz und Pfeffer

Zubereitung:

Weichen Sie die Kichererbsen 12 Stunden in kaltem Wasser ein. Dann in ungesalzenem Wasser 1 Stunde weichkochen lassen. Alle Zutaten pürieren und in Gläser abfüllen, etwas Olivenöl darüber gießen und verschließen.

Weiße Bohnen-Paste

Zutaten für 4 Portionen:

250 g weiße Bohnen aus der Dose
2 Zehen Knoblauch, gepresst, 5 EL Olivenöl
2 EL Zitronensaft, 3 EL Koriandergrün
6 Pfefferkörner, 1 getrocknete Chilischote, gehackt
1 TL Koriander, 1 TL Kreuzkümmel, 1 TL Senfsamen
1 Prise Zimt, 1 TL Zucker, Salz und Pfeffer
etwas Zitronenschale, etwas Gemüsebrühe

Zubereitung:

Die Bohnen abtropfen lassen und mit Wasser abspülen. Koriander, Pfeffer, Senfsamen und Kreuzkümmel in einer Pfanne ohne Öl kurz anrösten und in einem Mörser mahlen. Das Olivenöl in eine Pfanne erhitzen und dann bei milder Hitze den Knoblauch und die Chilischote anrösten, bis diese leicht braun geworden sind. Den Pfanneninhalt mit dem Zitronensaft zu den Bohnen geben und pürieren. Etwas Brühe dazugeben, bis eine weiche Konsistenz erreicht ist. Die restlichen Zutaten mit den Gewürzen dazugeben und mit Salz, Pfeffer und Zucker abschmecken.

Tomaten-Oregano-Pesto

Zutaten für 4 Portionen:

300 g in Öl eingelegte Tomaten, gehackt

250 ml Olivenöl

2 Zehen Knoblauch, gehackt

4 EL Tomatenmark

4 EL frischen Oregano, gehackt

Meersalz

Pfeffer

Zubereitung:

Alle Zutaten zu einer Paste pürieren. Mit Salz und Pfeffer würzen und abschmecken. Das Pesto in ein Glas füllen und etwas Olivenöl darüber gießen. Die Gläser im Kühlschrank aufbewahren.

Avocado - Senf - Dip

Zutaten für 4 Portionen:

2 reife Avocado

2 Knoblauchzehen, gepresst

2 EL Olivenöl

2 TL Zitronensaft

2 EL mittelscharfer Senf

1 TL Salz

etwas Pfeffer

Zubereitung:

Die Avocado entkernen und das Fruchtfleisch herauslöffeln und in eine Schüssel geben. Den Knoblauch, das Olivenöl, den Senf, Zitronensaft, Salz und Pfeffer dazugeben und alles pürieren.

Mango - Chili – Relish aus Südafrika

Zutaten für 4 Portionen:

2 reife Mango
2 Limetten, ausgepresst
1cm Ingwer, fein gerieben
1 rote Chilischote, klein gehackt
4 Stiele Minze, klein gehackt
Salz und Pfeffer
etwas Agavendicksaft

Zubereitung:

Die Mango schälen und das Fruchtfleisch vom Kern lösen und klein schneiden. Alle Zutaten pürieren, bis eine cremige Konsistenz entsteht. Mit Agavendicksaft, Salz und Pfeffer abschmecken und danach kaltstellen.

Schnelle Curry-Sauce

Zutaten für 2 Portionen:

3 EL Margarine
3 EL Mehl
2 Tassen Sojamilch
3 TL Curry
Salz

Zubereitung:

Margarine mit dem Curry in einem Topf zerlassen. Das Mehl einrühren, bis sich beides gut vermischt hat. Dann langsam unter Rühren die Sojamilch dazugeben und kurz aufkochen lassen. Mit Salz abschmecken.

Super zu Nudeln, Gemüse, Kartoffeln und mehr.

Erdnusssauce

Zutaten für 2 Portionen:

2 EL Erdnussmus
4 TL Margarine
125 ml Sojamilch
1 EL Mehl
4 TL Zitronensaft
Salz

Zubereitung:

Die Margarine in einem Topf zerlassen, das Mehl einrühren, bis alles eine glatte Masse ist. Erst das Erdnussmus und dann die Sojamilch einrühren. Mit Zitronensaft und Salz abschmecken. Unter ständigen Rühren aufkochen lassen, bis alles eine cremige Konsistenz hat.
Super zu Nudeln, Reis mit Gemüse oder Hülsenfrüchten.

Frühlings-Sojabohnenquark

Zutaten für 2 Portionen:

250 g Tofu
1 Bund Frühlingszwiebeln, in Ringe geschnitten
1 Schale Kresse
100 ml Sojamilch
2 EL Zitronensaft
2 EL Leinöl
1/2 TL Kräutersalz
etwas weißer Pfeffer

Zubereitung:

Den Tofu mit Sojamilch, Öl, Zitronensaft und den Gewürzen vermischen und dann pürieren, bis alles eine schöne cremige Konsistenz hat. Dann die Frühlingszwiebeln und die abgeschnittene Kresse unter den Sojabohnenquark heben. Etwa 30 Minuten im Kühlschrank ziehen lassen und danach servieren.

Fettarme Kartoffel-Mayo

Zutaten für 4 Portionen:

2 gekochte Kartoffeln

100 ml Sojamilch

2 TL Senf

3 TL Zitronensaft

2 TL Senf

1 Knoblauchzehe

Salz

Zubereitung:

Alle Zutaten pürieren, bei Bedarf mehr Sojamilch dazugeben und mit Salz abschmecken.

Ketchup

Zutaten für 8 Portionen:

150 g Tomatenmark
150 ml Gemüsebrühe
2 EL Essig
1 TL Kräutersalz
1 EL Zucker
1 TL Paprikapulver, edelsüß
etwas Pfeffer

Zubereitung:

Alle Zutaten pürieren und in einen Topf geben. Das Ganze 3 Minuten kochen lassen und dann in ein Schraubglas füllen und im Kühlschrank aufbewahren.

Braune Soße

Zutaten für 4 Portionen:

750 ml Gemüsebrühe
4 EL Olivenöl
4 EL Sojasauce
4 EL Mehl
Salz und Pfeffer

Zubereitung:

Olivenöl in einem Topf erwärmen, das Mehl einrühren und unter ständigen Rühren dunkel bräunen. Gemüsebrühe einrühren und bei geringer Hitze 10 Minuten köcheln lassen. Mit Sojasoße, Salz und Pfeffer abschmecken.

Nuss-Bolognese

Zutaten für 4 Portionen:

1 kg frische Tomaten, in Würfel geschnitten
150 g Nüsse, fein gehackt (z.B. Walnüsse)
3 EL gehackter Thymian
3 EL gehackter Oregano
Öl
Chilipulver
2 EL Ajvar
Salz und Pfeffer

Zubereitung:

In einer Pfanne ohne Fett die fein gehackten Nüsse rösten. Öl in einem Topf erhitzen und die Zwiebeln und den Knoblauch andünsten. Tomaten, Nüsse und Kräuter zu den Zwiebeln und dem Knoblauch in den Topf geben und 15 Minuten bei geringer Hitze köcheln lassen. Ajvar dazugeben, mit Salz, Pfeffer und Chili würzen und nochmal 10 Minuten köcheln lassen.

Haselnuss - Pesto mit getrockneten Tomaten

Zutaten für 4 Portionen:

1 große Handvoll geschälte und geröstete Haselnüsse
10 getrocknete Tomaten
150 ml Olivenöl
2 Knoblauchzehen
Basilikum
glatte frische Petersilie
etwas Pfeffer

Zubereitung:

Tomaten klein schneiden und mit dem Knoblauch pürieren. In einem Mörser die Haselnüsse zerstoßen und zu der Tomatenpaste geben. Das Olivenöl dazugeben und alles gut verrühren, bis eine cremige Paste entsteht. Die Basilikumblätter und die Petersilie klein schneiden und untermischen. Mit Pfeffer abschmecken und mindestens 2 Stunden ziehen lassen.

Champignon - Pesto

Zutaten für 2 Portionen:

200 g braune Champignons, klein geschnitten
2 Knoblauchzehen, klein gehackt
3 Frühlingszwiebeln, in feine Ringe geschnitten
5 getrocknete Tomaten
1 Handvoll Walnüsse, klein gehackt
1 frische rote Chilischoten
3 EL Olivenöl
100 ml Gemüsebrühe
1/2 Bund glatte Petersilie, klein gehackt
Salz

Zubereitung:

In einer Pfanne das Olivenöl erhitzen und den Knoblauch anbraten, Frühlingszwiebeln dazugeben und kurz mitbraten. Champignons, Chili und getrocknete Tomaten dazugeben und 5 Minuten bei geringer Hitze braten. Petersilie, Walnüsse und Brühe dazugeben und alles pürieren. Mit Salz abschmecken.

Walnusspaste

Zutaten für 4 Portionen:

150 g Walnüsse, fein gehackt
200 ml Sonnenblumenöl
50 ml Granatapfel-Sirup
50 g Semmelbrösel
1 EL Harissa Gewürzpaste
1 Zitrone, ausgepresst
1 EL gemahlenen Kurkuma
2 EL scharfes Paprikapulver
1 TL Salz

Zubereitung:

Alle Zutaten, bis auf das Öl, verrühren, bis sich alles gut vermischt hat. Dann nach und nach das Öl dazugeben und einrühren, bis eine cremige Paste entsteht. Über Nacht im Kühlschrank ziehen lassen. Passt gut zu Fladenbrot.

Tapenade (Olivenpaste)

Zutaten für 8 Portionen:

250 g schwarze Oliven
1 rote Zwiebel
1 Knoblauchzehe
1 Zitrone, ausgepresst
1 Bund glatte Petersilie
70 g gemahlene Mandeln
Kräutersalz

Zubereitung:

Alle Zutaten, außer die Mandeln und das Kräutersalz mixen, bis eine schöne Paste entsteht. Dann die gemahlenen Mandeln dazugeben und mit Kräutersalz abschmecken.

Meerrettich – Chutney mit Quitten

Zutaten für 4 Portionen:
1/2 kg Quitten, in Spalten geschnitten
1/4 Liter Apfelsaft, 150 ml Weißwein, trocken
90 g Zucker, 15 g geriebenen Meerrettich
½ Zitrone, den Saft davon, 1 kleine Chilischote
1 TL Balsamico, 1 TL Meersalz mit Kräutern
Weißer Pfeffer

Zubereitung:
Den Weißwein mit dem Apfelsaft aufkochen. Den Zucker in einem Topf karamellisieren lassen und mit dem Apfelsaft-Weißwein-Gemisch aufgießen. Die Quitten dazugeben und weichkochen lassen. Etwa die Hälfte der Quitten aus dem Topf nehmen und grob hacken, zur Seite stellen. Die restlichen Quitten im Topf pürieren. Den Meerrettich, die Chilischote und die grob gehackten Quitten dazugeben, aufkochen lassen und vom Herd nehmen. Mit Zitronensaft, Essig, Kräutersalz und Pfeffer abschmecken. Das Chutney in vorgewärmte Gläser füllen und sofort verschließen.

Auberginencreme mit Sesampaste

Zutaten für 4 Portionen:

250 g Auberginen

1 Knoblauchzehe, klein geschnitten

2 EL Sesampaste

2 EL Olivenöl

Zitronensaft

Chiliflocken

Salz und Pfeffer

Zubereitung:

Den Backofen auf 200°C vorheizen. Auberginen halbieren und mit der Gabel einstechen und mit der Schnittseite nach unten im Backofen auf einen Rost legen und ca. 30 Minuten backen bis die Auberginen weich sind. Dann das Fruchtfleisch aus den Auberginen herauslöffeln. Das Fruchtfleisch der Auberginen mit der Sesampaste und dem Olivenöl pürieren. Dann mit Zitronensaft, Salz und Pfeffer abschmecken und mit Chiliflocken bestreuen.

Frischkäse vegan

Zutaten für 2 Portionen:

250 ml ungesüßte Sojamilch
1 EL Kokosfett
1 EL Zitronensaft
1 EL Sonnenblumenöl
Salz
1 Kaffeefilter

Zubereitung:

Die Sojamilch erhitzen. Wenn sie anfängt zu kochen, den Herd abschalten. Dann den Zitronensaft in die Sojamilch geben. Solange rühren bis sich keine Flocken mehr bilden. Den Topf vom Herd nehmen und 15 Minuten abkühlen lassen. Dann das Gemisch durch einen Kaffeefilter abgießen und den Inhalt des Filters in eine Schüssel geben. Kokosfett und Öl unterrühren und mit Salz abschmecken. Für Kräuterfrischkäse einfach Kräuter unterrühren.

Sonnenblumencreme

Zutaten für 2 Portionen:

200 g Sonnenblumenkerne
400 ml Wasser
5 EL Sojamilch
1 EL Zitronensaft
1 TL Salz

Zubereitung:

Sonnenblumenkerne über Nacht im Wasser einweichen lassen. Das Wasser abgießen. Sojamilch, Zitronensaft und Salz dazugeben und alles fein durchpürieren. Ist eine schöne Alternative zur Butter.

Getrocknete, eingelegte Tomaten, pikant

Zutaten für 2 Portionen:

200 g getrocknete Tomaten ohne Öl
1 Knoblauchzehen, in ganz dünnen Scheiben
1 Bund Basilikum, 1 Bund Petersilie, fein gehackt
1 EL Kapern in Salzlake, abgetropft und klein gehackt
2 TL edelsüßes Paprikapulver
1 TL scharfes Chilipulver, 2 EL Kurkuma
1 TL Essig, 200 ml Olivenöl, Einmachgläser

Zubereitung:

Die Tomaten mit Wasser und Essig in einen Kochtopf zum Kochen bringen und zwei Minuten kochen lassen. In einem Sieb gut abtropfen lassen. Kräuter, Tomaten, Kapern und Knoblauch in eine Schüssel geben. Paprika-, Kurkuma- und Chilipulver gut durchmischen und unterheben. Die Tomaten in die Gläser legen und mit Olivenöl auffüllen, so dass die Tomaten bedeckt sind. Gläser zuschrauben. Etwa eine Woche durchziehen lassen.

Grillrezepte

Zucchini - Tomaten - Spieße

Zutaten für 2 Portionen:

6 Kirschtomaten
1 Zucchini
2 Zwiebeln, geviertelt
Sojasauce
Salz und Pfeffer

Zubereitung:

Die Zucchini in Scheiben schneiden, ungefähr 1 cm dick. Im Wechsel Zucchini, Kirschtomaten und Zwiebeln aufspießen. Sojasauce mit Salz und Pfeffer mischen und die Spieße darin marinieren. Etwa 20 Minuten grillen, ab und zu wenden.

Gegrillte Avocado

Zutaten für 2 Portionen:

2 kleine Avocados, halbiert
250 g Tomaten, in kleine Würfel geschnitten
1 TL Tabasco
3 TL Worcestersauce
4 EL Olivenöl
Saft von einer halben Limette
3 Stiele Koriandergrün, grob gehackt
Salz und Pfeffer
Zucker

Zubereitung:

3 EL Olivenöl, Tabasco, Worcestersauce verrühren und mit Salz und einer Prise Zucker würzen und dann das Koriandergrün untermischen. Die Tomatenwürfel dazugeben. Die Avocadohälften mit 1 EL Öl und Limettensaft bestreichen und mit Salz und Pfeffer würzen. In einer Grillpfanne mit der Schnittfläche nach unten 5 Minuten grillen und mit den Tomatenwürfeln servieren.

Gegrillte Zucchini mit Minze

Zutaten für 2 Portionen:

2 Zucchini, längs in dünne Scheiben geschnitten
5 frische Zweige Minze
Olivenöl
grobes Meersalz

Zubereitung:

Etwas Olivenöl in eine heiße Grillpfanne geben und die Zucchinischeiben 5 Minuten von beiden Seiten braten. In eine eckige Form die Zucchini legen und pro Schicht mit grobem Meersalz und ein paar Minzblätter bestreuen. Die übrigen Zucchinischeiben grillen und danach in der Form schichten. Zuletzt ein paar Minzblätter oben drauflegen und Olivenöl darüber verteilen. Mit Folie abdecken und über Nacht in den Kühlschrank stellen. 1 Stunde vor dem Servieren aus dem Kühlschrank nehmen.

Champignons vom Grill

Zutaten für 2 Portionen:

250 g frische Champignons
2 Knoblauchzehen, gepresst
3 EL Sonnenblumenöl
3 EL Sojasauce
Salz und Pfeffer

Zubereitung:

Die Champignons putzen. In einer Schüssel den Knoblauch mit dem Öl und der Sojasauce vermischen und mit Salz und Pfeffer würzen. Die Champignons dazugeben und gut durchmischen. Auf Alufolie legen und einige Minuten auf den Grill legen.

Kürbis vom Grill

Zutaten für 4 Portionen:

1 kleiner Kürbis
6 EL Sesamöl
Salz

Zubereitung:

Kürbis halbieren und die Kerne entfernen. Mit den Schnittflächen nach unten auf einem Rost 15 Minuten grillen. Vom Grill nehmen und Schnittflächen mit Sesamöl bestreichen. Mit bestrichenen Seiten nach oben auf das Rost setzen und weitere 30 Minuten grillen. Das Kürbisfleisch aus der Schale herauslöffeln und mit Salz abschmecken.

Grillsteak

Zutaten für 4 Portionen:

Für den Kochsud:

4 Sojasteaks, 2 l Wasser, 4 EL Gemüsebrühepulver
3 EL Paprikagewürz, edelsüß, Salz und Pfeffer

Für die Marinade:

Sojasoße, Paprikagewürz, scharf
Paprikagewürz, edelsüß, Petersilie
Bohnenkraut, Chilipulver, Salz und Pfeffer

Zubereitung:

Kochsud:

Das Wasser mit dem Gemüsebrühepulver und den Gewürzen zum Kochen bringen. Die Sojasteaks darin 15 Minuten köcheln lassen, bis sie weich sind. Die Steaks herausnehmen und trocknen tupfen.

Marinade:

Die Steaks mit den Gewürzen bestreuen, einreiben und dann die Sojasauce und etwas von dem Kochsud darüber geben. Die Steaks in der Marinade wenden und dann können sie gebraten oder gegrillt werden.

Kräutersteak

Zutaten für 6 Portionen:

6 Soja – Steaks
1 Zwiebel, klein gewürfelt
1 Knoblauchzehe, klein gewürfelt
200 ml Bier
200 ml Rapsöl
2 EL Senf
Gemüsebrühe
Rosmarin
Paprikapulver, rosenscharf
Paprikapulver, edelsüß
Muskat
Pfeffer

Zubereitung:

In sehr starker Gemüsebrühe die Sojasteaks eine halbe Stunde kochen. Alle übrigen Zutaten in einer Schüssel mischen und die fertigen Steaks hineinlegen. Im Kühlschrank 24 Stunden ruhen lassen. Dann können die Steaks gegrillt werden.

Gegrillte Mangos mit Himbeersauce

Zutaten für 3 Portionen:

3 Mangos, groß gewürfelt
100 g frische Himbeeren
2 EL frisch gepresster Limettensaft
1 EL Zucker
1 TL Melasse
Pflanzenöl

Zubereitung:

Zucker, Melasse und Limettensaft in einer Schüssel vermischen. Die Hälfte der Himbeeren dazugeben und pürieren. Die Mangostücke in die Schüssel geben, durchrühren und bei Raumtemperatur 45 Minuten ruhen lassen. Die marinierten Mangos in eine Grillschale legen, den Saft auffangen und dann für 10 Minuten grillen. Die restlichen Himbeeren in die Marinade einrühren und dann über den Mangos verteilen.

Gegrillter grüner Spargel

Zutaten für 2 Portionen:

500 g grüner Spargel
Sesamöl
Estragon
Pfeffer
Meersalz

Zubereitung:

Alufolie doppelt auslegen und den Spargel darauf geben. Mit etwas Sesamöl beträufeln. Mit Estragon, Meersalz und Pfeffer würzen. Die Alufolie zu einem Bonbon einschlagen. Für etwa 25 Minuten grillen lassen.

Gegrilltes Gemüse

Zutaten für 4 Portionen:

4 große Kartoffeln, in dünne Scheiben geschnitten
1 Paprika, rot, geviertelt
1 Paprika, gelb, geviertelt
1 Zucchini, in dicke Scheiben geschnitten
1 Zwiebel, in Scheiben geschnitten
1 Knoblauchzehe, ausgepresst
100 ml Olivenöl
2 Zweige Thymian, gehackt
3 Zweige Rosmarin, gehackt
Salz

Zubereitung:

Olivenöl mit Knoblauch, Salz und Kräutern in einer Schüssel mischen. Das Gemüse dazugeben und eine Stunde durchziehen lassen. In einer Grillschale das Gemüse verteilen und unter gelegentlichem Wenden knusprig grillen.

Grillgemüse - Salat

Zutaten für 4 Portionen:

200 g Champignons
1 Zucchini, 1 Fenchel
1 Paprika, rot, 1 Paprika, gelb
2 Karotten, 1 Zwiebel
3 Knoblauchzehen, 2 EL Olivenöl
2 EL Balsamico, 2 EL Walnussöl
1 TL Salz
Paprikapulver

Zubereitung:

Backofen auf 200°C vorheizen. Das Gemüse in mundgerechte Stücke schneiden und die Zwiebeln in dünne Scheiben schneiden. Das Gemüse, mit gepressten Knoblauch, Olivenöl, Paprikapulver und Salz in eine große Tüte geben und alles gut durchschütteln. Das Gemüse auf ein mit Backpapier ausgelegtes Backblech verteilen und solange im Ofen backen, bis das Gemüse gar ist. Danach abkühlen lassen und in eine große Schüssel geben. Balsamico und Walnussöl mischen und unter das Gemüse heben.

BBQ- Backofenkartoffel

Zutaten für 4 Portionen:

1 kg Kartoffeln, in 1cm dicke Scheiben geschnitten
5 EL Rapsöl
2 Zehen Knoblauch, gehackt
2 EL BBQ Gewürzmischung
1 TL Salz

Zubereitung:

Backofen auf 180 Grad vorheizen. Öl, Knoblauch, Salz und Gewürzmischung gut vermischen und die Kartoffelscheiben von beiden Seiten mit der Mischung einpinseln. Auf ein mit Backpapier ausgelegtes Backblech die Kartoffelscheiben legen und für 30 Minuten im Backofen backen. Ab und zu wenden. Die Kartoffel-Scheiben können auch gegrillt werden.

Pikante Kartoffelspieße vom Grill

Zutaten für 2 Portionen:

500 g kleine Frühkartoffeln
1 Knoblauchzehe, fein gewürfelt
1 rote Chilischoten, entkernt und fein gewürfelt
2 EL Olivenöl
Salz und Pfeffer

Zubereitung:

Die Kartoffeln mit Schale 10 Minuten kochen. Olivenöl, Knoblauch, Chili, Salz und Pfeffer in einer großen Schüssel mischen und die heißen Kartoffeln darin schwenken. Auf Spieße stecken und von beiden Seiten grillen.

Gegrillter Fenchel

Zutaten für 2 Portionen:

1 Knolle Fenchel, in dünne Scheiben geschnitten
2 Knoblauchzehen, in feine Scheiben geschnitten
1 Tomaten, in Würfel geschnitten
2 Zweige Thymian
2 Zweige Rosmarin
4 EL Olivenöl
Salz und Pfeffer

Zubereitung:

Aus 4 großen Stücken Alufolie Päckchen packen und etwas Margarine hineingeben. Die Fenchelscheiben und die Tomaten auf die Alufolien verteilen. Die Knoblauchzehen darauf verteilen. Mit Salz und Pfeffer würzen, halbierte Kräuterstängel darauflegen und einen Löffel Olivenöl darauf geben und die Päckchen dann verschließen. Für 15-20 Minuten auf den Grill legen, bis das Gemüse gar ist.

Pitabrot vom Grill

Zutaten für 4 Portionen:
400 g Mehl, 400 ml lauwarmes Wasser
1 Pck. Trockenhefe, 15 g Zucker
3 EL Olivenöl
Salz

Zubereitung:
Das lauwarme Wasser, den Zucker und die zerbröckelte Hefe in eine Schüssel geben und kurz durchmischen und für 15 Minuten an einem warmen Ort gehen lassen. Zu der Hefe-Wasser-Zucker-Mischung langsam das Mehl dazugeben und für 10 Minuten verkneten (in der Küchenmaschine oder mit den Händen). Etwas Salz dazugeben. Eine Schüssel mit etwas Olivenöl bestreichen, den Teig reingeben, mit einem Tuch bedecken und für 30 Minuten an einem warmen Ort gehen lassen. Danach den Teig kurz durchkneten, in 15 Stücke aufteilen und in einen dünnen Fladen ausrollen. Nochmal 20 Minuten gehen lassen und dann auf dem Grill 2 Minuten pro Seite grillen.

Tofu - Spieße

Zutaten für 4 Portionen:

300 g Tofu, gewürfelt, etwa 1,5 cm
15 EL Sojasauce
2 TL Tofu-Gewürz
2 TL Garam-Masala Gewürzmischung
2 TL gemahlener Ingwer
2 TL Chili – Flocken
200 g Kirschtomaten
Paprikapulver
Pfeffer

Zubereitung:

Den gewürfelten Tofu in eine Schüssel mit Deckel geben. Alle anderen Zutaten, außer die Tomaten, dazugeben. Den Deckel schließen und schütteln, bis sich alle Zutaten gut vermischt haben. Dann für 2 Stunden ziehen lassen und danach abwechselnd mit den Tomaten aufspießen und dann grillen.

Gegrillte Zucchini

Zutaten für 1 Portion:

1 große Zucchini, in Scheiben geschnitten
1 Zitrone, ausgepresst
2 Knoblauchzehen, gepresst
Paprikapulver, edelsüß
Olivenöl
Kräuter, italienische
Salz und Pfeffer

Zubereitung:

Die Zitrone über die Zucchini geben. Die Knoblauchzehen mit etwas Olivenöl, dem Paprikapulver und den Kräutern mischen und mit Salz, Pfeffer abschmecken. Alles gut durchmischen und mindestens 1 Stunde ziehen lassen. Dann können die Zucchinischeiben auf dem Grill gebraten werden.

Desserts

Schokoladen - Erdnussbutter - Pudding

Zutaten für 4 Portionen:

250 g Seidentofu
100 g Erdnussbutter
200 g vegane Zartbitterschokolade, klein gehackt
150 g Zucker
200 ml Wasser
Mark von einer Vanilleschote
geschlagene Sojasahne

Zubereitung:

Wasser mit Zucker in einem Topf aufkochen bis sich der Zucker komplett aufgelöst hat. Den Topf vom Herd nehmen. Alle anderen Zutaten dazugeben und alles solange mixen bis eine schöne cremige Masse entstanden ist. Auf sechs Schalen verteilen und eine Stunde im Kühlschrank zu Pudding werden lassen. Mit der geschlagenen Sojasahne servieren.

Frucht-Creme mit Tofu

Zutaten für 4 Portionen:

2 reife Bananen
300 g weicher Tofu, in Würfel geschnitten
300 g ungesüßter Apfelmus, ungesüßt
2 EL frisch gepresster Zitronensaft
1 TL gemahlene Vanille
Sojasahne
Agavendicksaft

Zubereitung:

Die Banane mit der Vanille und dem Zitronensaft pürieren. Den Apfelmus dazugeben, kurz pürieren und dann den Tofu dazugeben und alles so lange pürieren, bis eine cremige Masse entsteht. Die Creme auf 4 Schälchen verteilen und mit geschlagener Sojasahne servieren.

Vanillepudding

Zutaten für 2 Portionen:

400 ml Sojamilch Vanille
1 Vanilleschote, das Mark davon
3 EL Zucker
30 g Speisestärke

Zubereitung:

Etwas von der Sojamilch in eine Schüssel geben und mit Speisestärke und Zucker vermischen. Die Sojamilch mit dem Vanillemark in einem Topf zum Kochen bringen. Wenn die Milch kocht, die angerührte Speisestärke dazugeben und mit einem Schneebesen verrühren. Nochmal kurz aufkochen lassen, bis es andickt. Den Pudding abkühlen lassen und dann servieren.

Halva

Zutaten für 4 Portionen:

400 ml Wasser, 200 g Grieß, 200 g Zucker
2 Gewürznelken, 1 TL Zimt, Abrieb einer ½ Zitrone
50 g gehackte Mandeln, 50 g Semmelbrösel
100 ml Pflanzenöl

Zubereitung:

In einem Topf Wasser, Zucker, Nelken, Zimt und Zitronenschale verrühren und zum Kochen bringen. Bei mittlerer Hitze etwa 10 Minuten kochen lassen. Immer wieder umrühren. Den Topf vom Herd nehmen und die Nelken und die Zitronenschale entfernen. In einem großen Topf das Öl erhitzen und den Weichweizengrieß hineingeben. Unter ständigem Rühren anrösten, dann die Semmelbrösel und die gehackten Mandeln dazugeben und ebenfalls kurz mitrösten. Den Topf vom Herd nehmen und unter Rühren nach und nach den warmen Sirup zum gerösteten Grieß geben bis ein fester Brei entstanden ist. Eine Schüssel mit Frischhaltefolie auslegen und den noch heißen Brei hineingeben und gut festdrücken. Eine Stunde auskühlen lassen und dann stürzen. Mit Zimt bestreuen.

Vegan FOOD

Tofu-Ragout mit Birnen und Rosmarin

Zutaten für 4 Portionen:

1 Birne, geschält und geachtelt
400 g Tofu, in kleine Würfel geschnitten
200 ml Sojasahne
4 EL Aprikosenmarmelade
Öl
Nadeln von 2 Rosmarinzweigen
Paprika
Curry
Salz, Pfeffer

Zubereitung:

Den Tofu in einer Pfanne mit Öl anbraten. Die Birne kurz mitbraten und Rosmarin dazugeben. Für einige Minuten bei geschlossenem Deckel köcheln lassen. Dann die Sojasahne und Aprikosenmarmelade dazugeben und nochmals kurz aufkochen lassen. Mit Salz, Pfeffer, Curry und Paprikapulver abschmecken.

Zitronenjoghurt

Zutaten für 2 Portionen:

500 g Sojajoghurt Natur
80 g Agavendicksaft
2 EL Zitronensaft
4 Tropfen ätherisches Zitronenöl
Abrieb von einer ½ Zitrone
50 g geröstete und gehackte Mandeln
1 Prise Meersalz
Zitronenmelisse

Zubereitung:

Alle Zutaten mit einem Schneebesen verrühren, bis der Joghurt schön cremig ist. Mit den Mandeln bestreuen und mit der Zitronenmelisse garnieren.

Süße Frühlingsrollen

Zutaten für 2 Portionen:

150 g gemischte Beeren
2 Bananen
2 Kiwi
1 Mango
1 Pck. Vanillezucker
Teigblätter für Frühlingsrollen
Öl zum Braten

Zubereitung:

Das Obst klein würfeln. In einem Topf die Beeren mit dem Vanillezucker erwärmen. Von den Frühlingsrollenblätter eines halbieren und etwas von dem Obst und den Beeren auf ein Ende häufen. Von den Seiten und dann von unten einschlagen und rollen. Wiederholen bis das Obst aufgebraucht ist. Das Öl in einer Pfanne erhitzen und die Rollen darin anbraten.

Schoko-Bananen-Creme

Zutaten für 4 Portionen:

1 Banane
200 g ungesüßten Apfelmus
200 g Natur Tofu, in Würfel geschnitten
1 EL Zitronensaft
2 TL Kakaopulver
½ Vanilleschote, das Mark davon
Geschlagene Sojasahne

Zubereitung:

Die Banane, den Zitronensaft und das Vanillemark pürieren. Das Apfelmus und den Kakao dazugeben und alles nochmal kurz durchpürieren. Dann den Tofu dazugeben und so lange pürieren, bis eine Creme entstanden ist. Die Schoko-Bananen-Creme auf 4 Schälchen aufteilen und mit Sojasahne servieren.

Avocado- Schoko-Mousse

Zutaten für 2 Portionen:

1 reife Avocado
100 g grob gehackte Zartbitterschokolade
1 TL Orangenabrieb
3 EL Kokoscreme
1/2 TL Vanilleextrakt
2 EL Agavendicksaft
1/2 TL Cayenne
etwas Meersalz
Kokosflocken

Zubereitung:

Schokolade mit der Kokoscreme im Wasserbad schmelzen und anschließend abkühlen lassen. Die restlichen Zutaten dazugeben und zu einer cremigen Mousse mixen. In Schalen füllen und mit Kokosflocken garnieren.

Kokos-Aprikosenbällchen

Zutaten für 4 Portionen:
250 g getrocknete Aprikosen
100 g Mandeln
2 TL Mandelextrakt
2 TL Zimt
50 g Kokosflocken

Zubereitung:
Aprikosen, Mandeln, Zimt und Mandelextrakt in einer Küchenmaschine klein hacken. Mit den Händen die Masse zu kleinen Bällchen rollen und dann in den Kokosflocken wälzen.

Erdbeermilkshake

Zutaten für 2 Portionen:

250g Erdbeeren

1 Banane

200 ml Sojamilch

2 EL Zucker

Zubereitung:

Alle Zutaten pürieren und in zwei große Gläser füllen.

Mousse au Chocolat

Zutaten für 4 Portionen:

150 g vegane Zartbitter-Schokolade
1 Paket Seidentofu
2 Pck. Vanillezucker
1 EL Rum
Kokosraspeln

Zubereitung:

Den Tofu pürieren. Die Schokolade in einem Wasserbad erwärmen, bis sie komplett zerschmolzen ist. Zum Tofu geben und mit den restlichen Zutaten pürieren. Die Mousse in Gläser abfüllen und in den Kühlschrank stellen. Dann mit Kokosraspeln bestreuen.

Eis & Sorbets

Haselnusseis

Zutaten für 2 Portionen:

100 ml Sojacreme
3 EL Haselnussmus
3 EL Ahornsirup
1 EL Margarine

Zubereitung:

In einem Topf die Margarine zerlassen und dann mit allen anderen Zutaten verrühren. Das Ganze für eine Stunde einfrieren. Das Eis herausnehmen und gründlich durchrühren und für weitere 45 Minuten einfrieren. Dann nochmal gründlich durchrühren und über Nacht einfrieren lassen. Dann für 20 Minuten antauen lassen und pürieren, eventuell noch etwas Sojamilch dazugeben.

Schokoladeneis

Zutaten für 4 Portionen:

2 Tafeln Schokolade, mit mind. 60 % Kakaoanteil
1 Dose Kokosmilch
50 g Zucker
6 TL Kakaopulver
1 Pkg. Vanillezucker
1 Prise Salz
etwas Mandelmilch
Eismaschine

Zubereitung:

Die Schokoladentafeln in kleine Stücke brechen und diese im Wasserbad schmelzen lassen. Das Kakaopulver mit Mandelmilch anrühren und der geschmolzenen Schokolade dazugeben. Dann das Vanillezucker, den Zucker, die Kokosmilch und das Salz einrühren bis alles gut vermischt ist. Das Ganze für ca. 2 Stunden in den Kühlschrank stellen. Aus dem Kühlschrank nehmen und für 40 Minuten in die Eismaschine geben.

Himbeereis

Zutaten für 2 Portionen:

250 g Himbeeren

50 g Tofu

50 ml Sojamilch Vanille

2 EL Zitronensaft, frisch oder aus der Flasche

2 EL Ahornsirup

Zubereitung:

Alle Zutaten gut durchpürieren. Alles in eine flache Schale füllen und für 1 Stunde ins Gefrierfach geben. Aus dem Gefrierfach herausnehmen, mit einem Schneebesen gut durchrühren und dann nochmals für 3 Stunden ins Gefrierfach stellen. Das Ganze kann auch für 30 Minuten in eine Eismaschine gegeben werden.

Bananen- Eis mit Kokos

Zutaten für 4 Portionen:

4 Bananen
200 ml Kokosmilch
100 g Kokosraspeln
2 EL Ahornsirup
etwas Limettensaft

Zubereitung:

Bei 200°C die Kokosraspeln auf ein Backblech für wenige Minuten im Ofen rösten. Die Bananen in dicke Scheiben schneiden und für eine Stunde einfrieren. Danach im Mixer grob hacken. Die Kokosmilch, den Ahornsirup und den Limettensaft dazugeben und zu einer glatten Masse verarbeiten. Dann die geröstete Kokosflocken unterheben.

Bananeneis

Zutaten 4 Portionen:

4 überreife Bananen

8 EL Sojasahne

2 TL Mandelmus

4 TL Zucker

Zubereitung:

Die Bananen in Scheiben geschnitten über Nacht einfrieren. Ungefähr 10 Minuten antauen lassen und zusammen mit den restlichen Zutaten pürieren.

Avocado - Sorbet

Zutaten für 2 Portionen:

2 Orangen, der Saft davon
1 Avocado, geschält und entkernt
1 Zitrone, der Saft davon
100 g Zucker
200 ml Wasser
1 Prise Salz
Eismaschine

Zubereitung:

Das Avocadofleisch pürieren und mit dem Orangen- und Zitronensaft mischen. Dann das Wasser, den Zucker und das Salz dazugeben und alles miteinander verrühren. Die Masse für 30 - 45 Minuten in die Eismaschine geben, bis das Eis fest ist.

Marsala - Aprikosen - Sorbet

Zutaten für 4 Portionen:

½ kg Aprikosen, entkernt und geviertelt
100 ml Marsala oder Portwein
2 EL Zitronensaft
100 g Zucker

Zubereitung:

Die Aprikosen in einen Topf geben und mit Marsala, dem Zitronensaft und dem Zucker aufkochen lassen. 3 Minuten zugedeckt köcheln lassen und danach auskühlen. Den Topfinhalt pürieren und ins Gefrierfach geben. 4- bis 5-mal durchrühren, bis es gefroren ist.

Schoko - Nuss - Kokos - Kuchen

Zutaten für 4 Portionen:

250 g Mehl
250 g Rohrzucker
125 g gemahlenen Mandel
125 g gemahlenen Kokosraspel
3 EL Kakaopulver, 50 g Margarine
1 Pck. Backpulver, 1 Pck. Vanillezucker
1 Msp. Zimt, 1 Prise Salz
1 geraspelte Karotte
150 ml Sojamilch
150 ml Kaffee

Zubereitung:

Alle trockenen Zutaten und die Margarine gut miteinander vermischen. Dann langsam Kaffee und Sojamilch dazugeben und gründlich mixen. Danach die fein geriebene Karotte unterheben. Den Ofen auf 180 Grad bei Ober/Unterhitze vorheizen. Die Kuchenmasse in eine gefettete Backform geben und 60 Minuten backen.

Russischer Zupfkuchen

Zutaten für 4 Portionen:

Für den Teig:
200 g Mehl, 100 g Zucker
120 g Margarine, 1 Pck. Backpulver
1 Pck. Vanillinzucker, 40 g dunklen Kakao
etwas Hafermilch

Für die Creme:
35 g Zucker, 100 g Sojajoghurt Natur
½ Pck. Puddingpulver (Vanille)
1 EL Vanillezucker, etwas Zitronensaft

Zubereitung:

Alle Zutaten für den Teig mit dem Rührgerät mixen. Falls er zu trocken ist, etwas Hafermilch dazugeben. Etwas von dem Teig für die Krümel wegnehmen und den Rest in die Kuchenform drücken und einen Rand formen und dann für eine Stunde in den Kühlschrank stellen. Den Backofen auf 160°C vorheizen. Alle Zutaten für die Creme verrühren und in die Springform füllen. Die Krümel auf der Creme verteilen und 45 Minuten backen.

Veganer Walnusskuchen

Zutaten für4 Portionen:

200 g Mehl

150 g Zucker

100 ml Öl

150 ml Sojamilch

1 Pck. Backpulver

1 Pck. Vanillezucker

1 Handvoll gehackte Walnüsse

1 Pck. vegane Kuchenglasur (Schokolade)

Zubereitung:

Backofen auf 200°C vorheizen. Alle Zutaten in eine Schüssel geben und zu einem glatten Teig verrühren. Den Teig in eine eingefettete Kuchenform geben und für 25 Minuten backen. Schokoladenglasur schmelzen lassen und den noch heißen Kuchen damit bestreichen und abkühlen lassen.

Schokoladen-Mokka-Kuchen

Zutaten für 4 Portionen:

50 g Vollkornmehl
200 g Seidentofu, nicht abgegossen
200 g brauner Zucker
1 EL Distelöl
3 EL hochwertiges Kakaopulver
3 EL löslicher Kaffee
1 TL Vanilleextrakt
1 Prise Salz

Zubereitung:

Backofen auf 180°C vorheizen. Mit einem Handrührgerät den Tofu cremig schlagen. Mit Kakao, Zucker, Kaffee, Vanille, Öl und Salz vermischen. Wenn der Zucker sich aufgelöst hat das Mehl unterheben. Teig in eine Kastenform füllen. Ungefähr 25-30 Minuten backen, bis sich der Kuchen von der Backform löst.

Rotweinkuchen

Zutaten für 4 Portionen:

125 g Mehl
100 g Zucker
100 g Margarine
2 EL Sojamehl
4 EL Wasser
½ Pck. Vanillezucker
½ Pck. Backpulver
1 TL Kakaopulver
½ TL Zimt
50 g gehackte Haselnüsse
50 g Zartbitterschokolade
75 ml veganer Rotwein

Zubereitung:

Backofen auf 180°C Umluft vorheizen. Alle Zutaten, außer die Schokolade, in einer Schüssel mit dem Rührgerät gut verrühren. Die Zartbitterschokolade sehr klein hacken und unterheben. Die Masse in eine eingefettete Kuchenform geben und für 40 Minuten backen.

Orangenkuchen

Zutaten für 4 Portionen:

150 g Mehl
150 g Zucker
100 ml Pflanzenöl
1 Orange, geschält
1 TL Natron
etwas Salz

Zubereitung:

Den Backofen auf 180°C vorheizen. Die Orange im Mixer pürieren und 200 ml von dem Orangensaft-Fruchtfleischgemisch abmessen. Orangenmischung mit den restlichen Zutaten in einer Schüssel gut verrühren. Den Teig in eine eingefettete Form füllen und für 30 Minuten backen.

Schokoladenkuchen

Zutaten für 4 Portionen:

Für den Teig:
200 g vegane Kekse
2 EL Kokosöl
2 EL Mandelmilch

Für den Belag:
100 g Zucker
4 g Agar-Agar
50 ml kochendes Wasser
40 g Backkakao
40 g Maisstärke
70 ml Mandelmilch
50 g Zartbitterschokolade, klein gehackt
1/2 TL gemahlener Kardamom
fein abgeriebene Schale von 1 Orange

Zubereitung:

Heizen Sie den Backofen auf 180°C vor. Eine flache runde Kuchenform mit Pflanzenöl einfetten. Das Kokosöl in einem kleinen Topf verflüssigen lassen. Die Kekse in der Küchenmaschine pulverisieren lassen, Kokosöl und Mandelmilch dazugeben und zu einer krümeligen Masse verarbeiten. Den Teig in der Kuchenform verteilen, am Rand hochdrücken und festdrücken. Für 15 Minuten backen und anschließend abkühlen lassen. Agar-Agar in eine kleine Schüssel geben und mit 50 ml kochendem Wasser übergießen. Umrühren, bis es sich aufgelöst hat. Backkakao, Zucker und Stärke in einen Topf geben und bei mittlerer Hitze erhitzen. Die Hälfte der Mandelmilch mit dem Schneebesen einrühren. Dann die restliche Mandelmilch dazugeben. 10 Minuten unter ständigem Rühren zum Kochen bringen, bis die Masse andickt ist. Den Topf vom Herd nehmen, die Schokolade, das Kardamom, die Orangenschale sowie Agar-Agar unterziehen. Solange rühren, bis die Schokolade geschmolzen ist und eine glatte Masse entstanden ist. Auf den vorgebackenen Boden gießen und im Kühlschrank für 3 Stunden fest werden lassen.

Schoko-Käsekuchen

Zutaten für 4 Portionen:

Für den Boden:

200 g entsteinte Datteln, 100 g Walnüsse, gehackt

50 g ungesüßtes Kakaopulver, 1 EL Vanille-Extrakt

1 Prise Salz

Für die Füllung:

300 g Cashewkerne, über Nacht in kaltem Wasser eingelegt, dann abgegossen, 2 TL Vanille-Extrakt

150 g tiefgefrorene reife Bananen

1 EL frischer Zitronensaft, 3 EL Wasser

1 Prise Salz, 40 g ungesüßtes Kakaopulver

50 g entsteinte Datteln

Zubereitung:

Alle Zutaten für den Boden mixen, bis sich alles gut vermischt hat. Die Bodenmischung gleichmäßig in eine mit Klarsichtfolie ausgelegte Kuchenspringform drücken. Alle Zutaten für die Füllung in eine Schüssel geben und pürieren, bis eine glatte Mischung entstanden ist. Dann in die Kuchenform füllen und glattstreichen. Mit Klarsichtfolie abdecken und ca. 3 Stunden in den Kühlschrank stellen.

Apfelkuchen mit Zimtstreuseln

Zutaten für 4 Portionen:

180 g Mehl

100 g Margarine, in Stücke geschnitten

4 EL Zucker

1 Msp. Backpulver

1 Pck. Vanillinzucker

30 ml Wasser

500 g Äpfel, geschält und im dünne Scheiben geschnitten

1 TL Zimt

1 EL Apfelmus

Fett und Mehl, für die Form

Zubereitung:

100 g Mehl, 1 EL Zucker, Vanillinzucker und Backpulver in einer Schüssel mischen. 60 g Margarinestückchen, Wasser und die Mehlmischung verkneten und den Teig in Folie gewickelt für 1 Stunde kaltstellen.

80 g Mehl, 3 EL Zucker, Zimt und 40 g Margarine zu Streuseln verkneten und ebenfalls kalt stellen. Den Teig in eine gefettete, mit Mehl ausgestäubte Tarteform geben, in der Form ausrollen und am Rand der Form hoch andrücken. Den Boden dann mit einer Gabel mehrmals einstechen. Die Apfelscheiben auf dem Teigboden verteilen, Apfelmus erwärmen und die Äpfel damit bestreichen. Mit Zimt-Streusel bestreuen. Im vorgeheizten Backofen bei 200°C Ober-Unterhitze auf der unteren Schiene ca. 40 Minuten backen.

Marzipantorte

Zutaten für 4 Portionen:

Für den Teig:
100 g Mehl, 100 g Margarine
100 ml Mandelmilch, 100 g Zucker
30 g gemahlene Haselnüsse
2 EL Wasser
1 Tüte Backpulver
1 Prise Salz
½ Pck. Vanillepuddingpulver

Für die Creme:
1 Pck. aufgeschlagene Sojasahne
150 ml Mandelmilch, ½ Pck. Vanillepuddingpulver
100 g Marzipan, in Stückchen geschnitten
2 EL Zucker

Für den Belag:
3 Äpfel, geschält und in dünne Scheiben geschnitten
Saft von einer halben Zitrone
2 EL Zucker, 1 Beutel Agar-Agar
1 Pck. Marzipan - Decke, fertig ausgerollt

Zubereitung:

Alle Zutaten für den Teig mit dem Rührgerät mixen. Den Teig in einer Springform bei 180 Grad 30 Minuten backen. Danach abkühlen lassen. Für die Creme das Puddingpulver mit etwas Sojamilch und dem Zucker glattrühren, restliche Sojamilch aufkochen, das angerührte Pulver und das Marzipan einrühren und aufkochen lassen. Den Pudding kalt werden lassen und mit einem Pürierstab durchmischen, die geschlagene Sahne untermischen. In den Kühlschrank stellen. Den erkalteten Boden längs halbieren. Die Äpfel mit dem Zitronensaft und dem Zucker in einen Topf aufkochen lassen. Agar-Agar dazugeben und drei Minuten köcheln lassen und auf einem der Böden verteilen. Ist die Apfelmasse abgekühlt, die Hälfte der Marzipansahnecreme darauf verteilt werden. Dann den zweiten Boden darauflegen und wieder mit Creme bestreichen. Die Marzipandecke vorsichtig auf die Torte legen und andrücken.

Schokomuffins

Zutaten für 6 Portionen:

450 g Mehl
75 g Kakaopulver
350 g Zucker
1 ½ Pck. Backpulver
10 EL Pflanzenöl
500 ml Wasser
Papierförmchen

Zubereitung:

Den Backofen auf 170° vorheizen. Alle Zutaten gut miteinander verrühren. Den Teig in eine Muffinform verteilen und etwa 25-30 Minuten backen.

Blaubeermuffins

Zutaten für 6 Portionen:

250 g Dinkelmehl
200 g tiefgekühlte Heidelbeeren
80 g Rohrzucker
150 ml Sonnenblumenöl
100 ml Reismilch
1/2 Pck. Weinsteinbackpulver
1 Pck. Vanillezucker
3 EL Ahornsirup

Zubereitung:

Backofen auf 160°C vorheizen. Zucker, Mehl, Backpulver und Vanillezucker in einer Schüssel vermischen. Danach das Öl und die Reismilch unterrühren. Zu den Blaubeeren den Ahornsirup geben. Die Hälfte des Teiges in eine Muffinform verteilen. Dann die Fruchtfüllung hineingeben und dann den restlichen Teig darauf geben. Die Muffins für 25 Minuten backen, bis sie leicht braun sind.

Cheesecake-Muffins

Zutaten für 6 Portionen:

Für den Schokoteig:
200 g Mehl, 150 g Rohrzucker, 80 g Kakaopulver
1 Pck. Vanillezucker, 1 Pck. Backpulver
250 ml Sojamilch, 50 ml Rapsöl, etwas Natron

Für die Cheesecake-Masse:
250 g Sojajoghurt, 50 g vegane Margarine
70 g Rohrzucker, 1/2 Pck. Vanillepuddingpulver
8 EL Sojamilch, 4 EL Sojamehl

Zubereitung:

Für den Schokoteig alle trockenen Zutaten in einer Schüssel vermischen. Dann die Sojamilch und das Öl dazugeben und mischen, bis ein dickflüssiger Teig entsteht. Für die Cheesecake-Masse Puddingpulver, Sojamehl und Sojamilch anrühren. Dann die restlichen Zutaten dazugeben und verrühren. Den Backofen auf 180 Grad vorheizen. In die Muffinform jeweils 2 EL Schokoteig einfüllen, danach 2 EL Cheesecake-Masse und darauf wieder 2 EL Schokoteig. Für 25 Minuten backen.

Apfelmuffins

Zutaten für 6 Portionen:

200 g Mehl
100 g Zucker
100 g gemahlene Mandeln
3 Äpfel, gerieben
1 Apfel, klein geschnitten
100 ml Apfelschorle mit Kohlensäure
100 ml Öl
1 Pck. Backpulver
etwas Zimtpulver
Papierförmchen

Zubereitung:

Backofen auf 160°C vorheizen. Alle Zutaten bis auf den klein geschnittenen Apfel mit einem Rührgerät zu einem glatten Teig verrühren und danach den klein geschnittenen Apfel dazugeben. Den Teig in eine Muffinform einfüllen. Etwa 30 Minuten backen. Zum Auskühlen in der Form lassen und danach herausnehmen.

Quellenangabe:

- https://schniedershof.de/lecker-bio/bio-rezepte/10/
- https://schniedershof.de/lecker-bio/bio-rezepte/2-vegan/
- https://www.highmountain-bar-b-crew.de/index.php/rezepte-fm/blogger/highmountain-bar-b-crew
- https://lustauflecker.blogspot.com/2016/12/
- https://www.wunderweib.de/schlank-im-schlaf-rezepte-die-17-besten-5175.html
https://nymphisrezeptewelt.blogspot.com/2016/03/
- https://docplayer.org/65490476-Kategorien-kochrezepte-von-amateur-koechen-aus-fernsehsendungen-von-ard-oder-zdf.html
https://www.chefkoch.de/rs/s0/kartoffelsuppe/Rezepte.html
- https://www.gutekueche.at/einfache-paella-rezept-16006
- https://www.lecker.de/schweinefilet-blaetterteig-mit-spargel-und-shiitake-pilzen-64259.html

Rechtliches

Kontakt: Lucy Pick
c/o Autoren.Services
Zerrespfad 9
53332 Bornheim
Covergestaltung: Lucy Pick
Coverfoto: Depositphotos.com
Fotos im Buch: Depositphotos.com
Taschenbuch wird gedruckt bei: Amazon Media EU S.á r.l., 5 Rue Plaetis, L- 2338, Luxembourg

Printed in Germany
by Amazon Distribution
GmbH, Leipzig

18837299R00175